现代内科护理与检验

孙爱针 李 婷 朱 娟◎著

汕頭大學出版社

图书在版编目（CIP）数据

现代内科护理与检验 / 孙爱针，李婷，朱娟著. --
汕头：汕头大学出版社，2020.11
ISBN 978-7-5658-4121-7

Ⅰ. ①现… Ⅱ. ①孙… ②李… ③朱… Ⅲ. ①内科学
—护理学②内科—疾病—检验 Ⅳ. ①R473.5②R5

中国版本图书馆CIP数据核字(2020)第212949号

现代内科护理与检验
XIANDAI NEIKE HULI YU JIANYAN

著　　者：孙爱针　李　婷　朱　娟
责任编辑：汪小珍
责任技编：黄东生
封面设计：周　凡
出版发行：汕头大学出版社
　　　　　广东省汕头市大学路243号汕头大学校园内　　邮政编码：515063
电　　话：0754-82904613
印　　刷：三河市嵩川印刷有限公司
开　　本：710mm×1000 mm　1/16
印　　张：6.25
字　　数：150千字
版　　次：2020年11月第1版
印　　次：2021年6月第1次印刷
定　　价：88.00元
ISBN 978-7-5658-4121-7

PREFACE

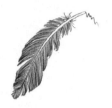

前 言

护理工作是医疗卫生事业的重要组成部分。随着医学科学的发展，护理新理论、新技术、新方法在临床实践中得到了广泛应用及推广，护理工作的重心也从过去单纯的疾病护理发展到了以患者护理为中心，并正在进一步向以人的健康为中心的方向迈进。且随着基础医学和临床医学的发展，检验医学的作用日益突出。如何运用医学基础理论、现代科学技术，及时准确地为临床提供各种实验数据，促进临床医学的发展，是摆在检验医学工作者面前的主要任务。长期的临床实践表明，医学检验不仅可用于疾病的诊断、鉴别诊断、疗效观察和预后监测，还为制定预防措施提供重要依据。

为了适应现代医学模式的转变，满足新形势下护理工作和临床检验的需要，为广大的临床护理和检验人员提供有效的指导和帮助，吸纳并借鉴国内外临床护理与检验实践经验，特组织相关专家编写了《现代内科护理与检验》一书。本书主要包括以下内容：神经系统疾病护理、神经系统疾病检验诊断、临床常见急症检验、儿童呼吸系统疾病的护理。

由于水平有限，我们在编写过程中如有疏漏和不当之处，敬请各位读者提出宝贵意见。真诚希望此书能有助于护理同仁，为护理事业的发展做出贡献。

CONTENTS

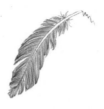

目 录

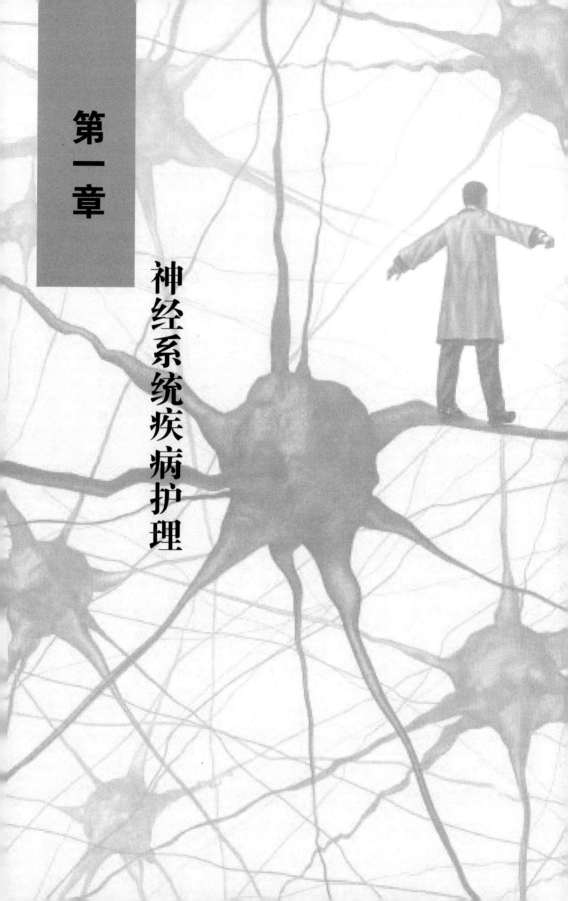

第一章

神经系统疾病护理

第一节 神经系统保护机制

中枢神经系统由脊髓、脑干和脑组成，是机体所有生理功能的控制单元。对中枢神经系统疾病的学习应从脑干最基本的功能开始，进而由间脑再到高度发达的大脑。脑干包括延髓、脑桥和中脑。神经及其周围组织的灵敏性是维持正常中枢神经功能所必需的，机体组织有其自身对脑和脊髓的保护机制，下面分别叙述。

一、神经系统的微结构

（一）神经系统的细胞单位

神经系统的细胞单位是神经元细胞和神经胶质细胞。

（1）神经元细胞：神经系统的功能单位，负责传导神经冲动。

（2）神经胶质细胞：支撑、修复和保护脆弱的神经细胞。

（二）神经元

神经元是构成神经系统的结构和功能单位，包括细胞体和突起两部分，具有感受刺激和传异冲动的功能；神经元按照突起的数目，可以分为单极神经元、双极神经元和多极神经元三大类。按照神经元的功能可以分为感觉神经元、中间神经元及运动神经元。神经胶质具有支持、保护和营养神经元的作用。

1.细胞体

神经元胞体由细胞核、细胞质和细胞膜构成。

（1）细胞核：大多数神经元含有一个大而圆的细胞核。有些细胞可有2～3个。胞核的染色质较少，有一深染的核仁。小神经元此特点并不明显。核膜为双层膜结构，连续并有等距离的核孔，其数目依细胞的类型、功能状态及细胞周期而不同。

（2）细胞质：神经元的细胞质除含有细胞器和包含物外，还含有特有的尼氏体和神经元纤维。尼氏体分布于整个胞体和树突，而不存在于轴突。神经元纤维存在于神经元胞体和突起中。

（3）细胞膜：为包被在胞质表面的薄层质膜，由双分子层的脂类和球状蛋白分子组成。

2.突起

（1）树突：树突可看作是细胞体的延伸部，逐渐变细而终止。细胞器大多也进入树突近端部分，但远离细胞体段细胞器则逐渐减少。多种神经元树突表面发出多种形状的细小突起，被称之为树突棘。

（2）轴突：大多数神经元都有一条细而均匀的轴突。轴突在胞体起始部位的锥形隆起被称之为轴丘。轴突在不同的神经元长短不一，最长的可达1m以上，短者仅及胞体周围。

神经纤维神经纤维成自轴突。周围神经的轴突外都包被有schwann细胞，粗大的周缘轴突在schwann细胞鞘内还包着髓鞘，周围神经最细的轴突没有髓鞘。根据有无髓鞘可将神经纤维分为有髓神经纤维和无髓神经纤维，髓鞘的折光性使新鲜的有髓纤维呈白色。

（三）各类神经胶质细胞的功能

（1）形状胶质：为神经细胞提供营养和结构支持，毛细血管参与血脑屏障的构成。

（2）少突神经胶质：构成中枢神经系统髓鞘。

（3）室管膜：填塞脑室系统构成脉络丛分泌脑脊液。

（4）小神经胶质（细胞）：主要存在于脑白质中，吞噬受损神经细胞废弃物。

二、大脑保护机制

（一）骨结构

颅骨是最外层防护结构，构成骨容器，容纳大脑组织。颅骨由额骨、枕骨、蝶骨、筛骨各一块和顶骨、颞骨各一对相互连接而成。颅骨保护大脑免受直接或表层的损伤，暴力引起的颅骨骨折可破坏其保护机制，推压骨片而挤压脆弱的脑组织；对头部的重力打击还可引起颅内组织移位，导致脑组织撕裂和挫伤。

（二）脑膜

即颅骨下第二层，为颅内防护层，又分为3层：硬脑膜、蛛网膜和软脑膜。

1.硬脑膜

位于颅骨下的第一层，分为骨膜层和脑膜层。当颅底骨折时硬脑膜随之撕裂。硬脑膜主要的血供为脑膜中动脉，此血管的损伤性阻断是硬脑膜外血肿的常见原因。硬脑膜组织和蛛网膜之间是硬脑膜下腔，此狭窄腔隙有许多蛛网膜和硬脑膜的无支撑的小血管，因此很容易受损，当这些小血管损伤和撕裂时形成硬脑膜下血肿。

2.蛛网膜

蛛网膜薄而透明，松散地围绕在大脑表面，缺乏血管和神经。蛛网膜与硬脑膜之间是硬脑膜下腔，与软脑膜之间是蛛网膜下腔，腔内有蛛网膜小梁，充满脑脊液，在脑表面的凹陷处，蛛网膜下腔扩大称为脑池。

3.软脑膜

薄而透明，紧贴于脑的表面，伸入到脑的沟裂中，脑的血管在软脑膜内分支成网，并进入脑实质浅层，软脑膜也随血管行至脑实质一段，由软脑膜形成的皱襞入脑室内，形成脉络丛分泌脑脊液。

（三）脑室系统和脑脊液循环

1.脑室系统

大脑中间由脑脊液填满的中心区称为脑室系统，监测颅内压、脑脊液引流时可将导管插于脑室系统中。

（1）侧脑室：大脑两半球内的空腔。

（2）第三脑室：直接位于中脑上部，在间脑的丘脑结构中。

（3）室间孔：侧脑室借室间孔与第三脑室相通。

（4）第四脑室：由延髓上半敞开构成。

（5）导水管：中脑的导水管下通第四脑室，上通间脑的第三脑室，导水管的背侧为四叠体的上丘和下丘。

2.脑脊液循环

脑脊液经室间孔流入第三脑室，再经中脑导水管流入第四脑室，各脑室脉络丛产生的脑脊液都汇至第四脑室，并经第四脑室的正中孔和外侧孔流入脑和脊髓的蛛网膜下腔。最后经矢状窦旁的蛛网膜颗粒将脑脊液回渗到上矢状窦，使脑脊液回流至静脉系统。

（四）脑脊液

脑脊液是充满在蛛网膜下腔和脑室中的液体，由脑室内的脉络丛分泌产生，每小时的分泌量为20mL，每日500mL左右，循环量为135～150mL。脑脊液循环系统为无容量限制的反馈机制，无论循环量和再吸收速度，其不间断分泌量为每小时20mL，为脑组织提供营养，运走脑组织的代谢产物，调节中枢神经系统的酸碱平衡，缓解脑和脊髓的压力，对脑和脊髓具有保护和支持作用。脑脊液的性状和压力受众多因素的影响，若中枢神经系统发生病变，神经细胞的代谢紊乱，可致脑脊液的成分和性状发生改变；若脑脊液的循环路径受阻则颅内压增高。

（五）血脑屏障

血脑屏障是脑组织防护机制，帮助维持大脑内环境的平衡。血脑屏障通过改变渗透压调节营养物质、离子、水和代谢产物的转运。维持中枢神经系统神经细胞理化环境的稳定是血脑屏障的主要作用，一般情况下代谢产物或有毒复合物不能够通过血脑屏障，部分抗生素能缓慢通过血脑屏障，在颅内的浓度低于身体其他部位。临床上当脑组织受损可致血脑屏障渗透性改变；全身化疗的药物由于不能通过血脑屏障常不会对脑组织产生影响，对中枢神经系统的肿瘤应用化疗常常是无效的，必要时需采用放射治疗。

第二节 护理评估

神经系统疾病护理评估的目的是要确定：①有无神经系统功能障碍，包括部位、生理以及损伤的范围和程度；②神经功能障碍对于个体自我护理能力的影响；③对于患者神经系统功能能够康复的程度。准确的评估是对此类患者提出护理问题、制订护理计划和实施护理措施的基础。

神经系统评估主要包括相关病史、体格检查、诊断学检查等。在重症监护病房，不一定能获得完整、全面的资料，因此护理评估的重点转为患者目前的症状和体征以及合并的疾病和潜在并发症。在急症情况下，由于患者病情变化快，进行各项检查有一定的风险，因此病史采集应尽可能简单，以求立即获得神经系统功能的基本信息，迅速进行全面监护。

一、病史

询问患者或其家属，仔细了解发病情况、临床表现相关主诉、前驱症状（诱发因素）、病程进展和家族史等。如果患者无能力提供相关信息，应马上联系患者家属或陪送者。

病史收集重点放在目前患者存在的问题上，包括迅速出现的症状、发病经过和目前状态。详细资料包括受损部位和严重程度、持续时间、影响因素（促发、缓解或是加重病情的因素）等，与患者意识和精神状况相关的基本资料必须记录，同时记录生命体征（血压、呼吸等）及排泄情况。

（一）采集病史时可参考下列提问

1. 目前病史

现在感觉有何不适？什么时候开始的？感觉像什么？这些是突然发生的还是逐渐发展的？患者当时在干什么？情况是好点了，还是更糟了？症状时而出现还是持续这样？有无头部受伤？患者有无意识丧失？有无感染（鼻窦炎、上呼吸道感染、耳或牙齿感染）？是否有累及神经或骨骼肌肉的损伤？

2. 用药史

患者有无服用处方药或非处方药？是什么原因服药？有无滥用药物或吸毒史，特别是可卡因或安非他命？

3. 健康史、家族史、社会史和习惯

是否吸烟（过去、现在、吸烟量以及年限）？是否饮酒（过去、现在、饮酒种类和量以及年限）？工作种类？嗜好和娱乐活动？最近有无异常生理、精神和情绪上的压力？

二、身体评估

（一）初步评估

1.脑功能初步判断

主要是精神状态的检查，具体项目包括：①行为和外在表现；②意思表达，注意力，记忆力，远视，方向定位和计算能力；③与教育水平相符的智力；④情感；⑤思想内容，判断能力。

2.语言能力判断

语言交流的能力，包括语速、语句结构等。是否失语，有无发音困难；有无构音障碍、吐字困难等。

3.头面部评估

观察面部活动、表情；观察眼部，注意有无上眼睑下垂和对称性眼裂增宽；观察面部轮廓，注意鼻、口、下颌、耳等，有无先天性和继发性异常；观察头发，注意头皮、眉毛、胡须等，有无先天性和继发性异常；观察头部是否有外形畸形或不对称。

（二）脑神经检查

1.视神经损害的定位

视神经通路自视网膜，经视神经、视交叉、视束、外侧膝状体、视放射至枕叶视觉皮质，径路很长，易于受损。但由于行走各部的解剖结构及生理功能的不同，损害后的视野改变也各异，故由此可判断视路损害的部位。

2.眼动障碍的定位

眼球运动由动眼神经、滑车神经及外展神经完成，眼动障碍可由上述神经单个或同时损害引起。临床以动眼神经麻痹和外展神经麻痹多见。

（1）动眼神经损害。

第一，核性损害。动眼神经核群为一细长的细胞团块，中脑病变时，多表现为双侧的某些眼肌单个麻痹。见于脑干脑炎、脑干肿瘤及脱髓鞘病变。

第二，核下性损害。表现为眼睑下垂，眼球外下斜位、向上、向下、向内运动受限，瞳孔散大，对光反应消失。

第三，核上性损害。表现为双眼协同运动障碍，如双眼侧视麻痹或同向偏斜，或双眼上视和（或）下视不能[可伴瞳孔对光反应或和（或）调视反射消失]，系脑干或皮质眼球协同运动中枢受损引起。多见于脑干肿瘤、炎症、脱髓鞘病变以及大脑半球血管病变、肿瘤等。

（2）外展神经损害：表现为眼球内斜视、外展受限。

第一，核性损害。表现为病灶同侧眼球外展不能、内斜视和周围性面瘫，因病变常累及同侧未交叉的锥体束，故还出现对侧肢体上运动神经元性瘫痪。多见于脑干梗死及肿瘤。

第二，核下性损害。其一，颅底病变：外展神经在颅底行程较长，故很易受损，可为单侧或双侧，出现一侧或双侧眼球外展受限或不能。见于颅底炎症、斜坡肿瘤、颅底转移癌、颅内压增高等；其二，海绵窦、眶上裂和眶内病变：表现同上。

第三，核上性损害。表现为双眼同向运动障碍，系脑干或皮质眼球同向中枢病变引起。表现为侧视麻痹和垂直运动麻痹，其机制和临床表现各不相同。

（三）意识状态评估

意识是指人对周围环境及对自身状态的识别和觉察能力。意识障碍是指人对外界环境刺激缺乏反应，对自身状态的识别和觉察能力降低或丧失，以及知觉、记忆、思维、定向、情感等精神活动不同程度的异常。任何病因引起的大脑皮质、皮质下结构、脑干网状上行激活系统等部位的损害或功能抑制，均可导致意识障碍。

1. 主观评估

通过患者的言语反应、对答是否切题、对疼痛刺激的反应、肢体活动、瞳孔对光反应、角膜反射等来判断有无意识障碍及其程度。

2. 工具评估

可用Glasgow昏迷量表的总分来描述患者的意识程度。GCS评分范围为3～15分，正常人为15分。当GCS总分等于或低于7分时即表示昏迷状态，3分者为深昏迷。可将3项分值分别绘制成横向的3条曲线，以动态的GCS评分来显示意识的连续演变。如总分值减少，曲线下降，提示患者意识状态恶化，病情加重；总分值增加，意识曲线上升提示意识状态好转，病情趋于缓和。对于新生儿和儿童，可采用改良的Glasgow昏迷量表评估。

（四）脑脊液生化指标评估

脑脊液生化指标的检查可以反映脑代谢情况，与多种疾病有关，是神经外科疾病评估的一项重要方法，如高于或低于正常指标，提示异常情况出现。

第三节　颅内压的监测与护理

一、颅内压正常值及监测的临床意义

在颅腔内的脑组织、脑脊液和血液形成的压力称为颅内压。颅内压与血容量、脑脊液及颅腔内脑组织密切相关，它们分别在颅内占有各自的容量比例，其中血液占

2%～10%，脑脊液9%～11%，脑组织为80%～88%；正常颅内压为0～15mmHg。

颅内压监测的临床意义在于：颅内压可影响脑灌注压，继而影响大脑血流；当严重脑损伤、蛛网膜下腔出血、脑水肿、脑肿瘤、脑炎、严重缺氧和脑缺血时，可引发颅内压升高。当颅内压升高时，脑灌注压降低，脑血流减少。通过对颅内压变化的监测，可以尽早发现临床意外事件，及时实施治疗措施，监测患者的反应，防止神经系统患者病情的进一步恶化。颅内压大于15mmHg为颅内压升高，其中16～20mmHg为轻度升高，20mmHg以上为重度升高。

二、颅内压增高的临床表现

颅内高压时神经系统可出现一系列的变化；正确评估颅内压增高患者的症状对于重症监护人员非常重要。通过观察患者意识状态、瞳孔反射、活动、生命体征和呼吸形态可判断颅内压是否增高。

（一）意识状态改变

颅内压增高时，患者意识状态随之恶化，出现烦躁和意识混乱，以及焦虑或是反应下降，这些症状都提示神经精神状态的改变。通常意识状态改变是患者意识损害的首要症状，早期察觉微小的变化，及时治疗可防止神经功能的进一步损害。

（二）瞳孔反应和肢体活动

瞳孔大小、形状、反应变化是视觉神经症状，对无意识患者而言是神经系统功能损害最敏感的指标。肌张力的损害或一侧肢体的反应提示颅内压增高；肌张力的细微改变常预示神经系统的损害。

（三）生命体征

生命体征是评估神经系统状态的重要指标，呼吸频率、形态改变，收缩压升高，心律失常时需继续进一步评估，判断有无潜在的功能损害。其中呼吸形态的改变是神经功能下降的精确指标，但此参数的评估常常会被遗漏。因此对于大多数处于危重状态的神经损伤患者，特别是在需要气管插管和使用呼吸机以防止严重神经系统损害而致的低氧血症和高碳酸血症时，更应该加强对呼吸形态的监测。

利用仪器可监测颅骨内的压力，评估颅腔内的情况。颅内压的监测可应用纤维式、液压式和电子感应式导管来监测。

三、颅内压的监测方法

（一）常用颅内压监测方法

1.脑室内插管法

这是临床使用最早的方法，操作简单，测压准确，又能测量脑部的顺应性和引流脑脊液。但该法的缺点是容易引起颅内感染。

2.脑硬脑膜下压监测法

以蛛网膜为感受面，测量脑表面液压，较少引起炎症和脑组织损伤。

3.硬脑膜外压监测法

不用切开硬脑膜而将感应器放置于硬脑膜外，发生颅内感染机会较少。但该法的缺点是准确性差，不能引流脑脊液。

4.脑组织压监测法

将感应器放置于脑组织的白质上，能准确测量颅内压，但不能引流脑脊液。

（二）颅内压波形的观察

持续监测颅内压波形可以协助评估患者的病情变化。正常颅内压波形分为单一的和连贯的。

四、颅内压升高的监测与护理

颅内压升高时，应避免一切可引起颅内压升高的活动和过度治疗，以防止神经系统的进一步损害。当颅内压在20～25mmHg持续5分钟以上时应给予治疗。

（一）监测神经系统症状

1.评估神经系统体征

应定时评估并对照比较前一次的结果。监测内容包括意识状态、Glasgow评分、瞳孔大小和光反射、睁眼运动、感觉和运动功能等，同时评估生命体征并进行比较，以确定病情的发展趋势。当患者处于颅内压增高的治疗阶段时，神经系统的评估频率应减少或根据医嘱进行，以减少对患者的刺激，但须继续评估瞳孔大小、光反射，即使患者使用神经肌肉阻滞剂也不应中断。

2.及时发现和治疗并发症

严密观察神经系统状态以确定和治疗并发症。如硬脑膜外或硬脑膜下血肿，手术切除血肿可降低颅内压；对弥散性脑水肿，可移除部分颅骨以提高脑部顺应性。

（二）给氧和增加通气

治疗目标是保持动脉氧分压和动脉二氧化碳分压达正常水平，对有意识障碍的患者，避免气管插管球囊过度充气，以免阻碍静脉回流。低氧血症和高碳酸血症都可导致脑血管扩张，使颅压升高。另外，由于过度通气减低二氧化碳分压可使血管收缩，引起脑缺血，因此不再作为减低颅内压的常规治疗。但在采取其他措施或应用其他方法提升颅内压无效时，可适度通气以缓解恶性脑疝，赢得抢救时间。脑组织氧合的检测用于确定二氧化碳分压对脑组织代谢的影响。吸痰只限于必要时进行，吸痰之前给予患者纯氧吸入，吸痰持续时间应小于10s。

（三）控制血压，维持体液平衡

血压的控制取决于颅内压和脑组织灌注压，其目的是使脑组织灌注压维持在60mmHg。如发生低血压，可输入无糖液体以保持血容量，并根据中心静脉压、毛细血管楔压等调节体液平衡。血管加压药苯肾上腺素可用于维持脑组织灌注压。

（四）维持恰当体位

由于大脑静脉血管系统无瓣，胸腔压力和腹腔压力增高时，可使静脉回流减少，导致颅内压增高。一般来讲，应将患者病床头部抬高30°，禁止采用90°坐位。颈部体位放置也可影响静脉回流，使颅内压升高，因此头和颈应保持在自然位置，避免弯曲、伸直过度、转动。穿着的衣领应避免卡压颈静脉，以免影响回流。此外肌肉收缩也可使颅内压升高，如抵抗约束、变换体位以及寒战等，应予以避免。另外，可使用缓泻药防止便秘发生。

（五）减少环境刺激

保持安静的环境，控制噪声、温度以及其他有害刺激，避免非必要的谈话，尽量将护理操作集中进行，如吸痰、洗澡和翻身等。

（六）防止增加代谢需要

癫痫发作可增加脑组织代谢，增高颅内压；尽管缺少科学根据，但对于神经损伤患者应控制癫痫发作，可预防性应用抗惊厥药。发热也增加代谢，升高颅内压，体温每升高1℃脑组织代谢增加约6%。因此应采用有效降温措施，可应用解热药、冷却毯、静脉内输入低温盐水等。

（七）脑脊液引流

脑室内置管引流少量脑脊液以降低颅内压，应遵医嘱确定引流脑脊液的量，并加强监测。

（八）药物治疗和护理

使用镇静药、镇痛药可以防止因疼痛引起的颅内压升高。使用神经肌肉阻滞剂防止因咳嗽或人–机非同步呼吸引起的胸腔内压和静脉压增高。此措施还可与镇静、镇痛药同时使用。渗透性利尿剂使脑组织中细胞外液进入血管而减轻脑水肿，其中甘露醇是最常用的药物，常用剂量为0.25～1g/kg，由于甘露醇易于结晶，使用时应使用过滤器。有时也可应用高渗盐水以提高血浆渗透压，使液体进入血管内。使用该类药物应密切观察并维持水电解质平衡。另外，脑外伤患者不宜用激素治疗脑水肿。

（九）巴比妥类药的应用

巴比妥类药物降低脑组织代谢，降低脑血流灌注压和颅内压，可诱导昏迷，有时也用于颅内高压使用其他治疗无效时。常用药物有戊巴比妥和硫喷妥钠。一旦巴比妥类昏迷被诱导成功，神经系统评估的常用指标如光反射和吞咽反射将消失，然而瞳孔不对称或扩大常见于脑干挤压，因此必须密切观察瞳孔的变化，及时发现颅内压的变化。对于用呼吸机通气的患者，要预防巴比妥类昏迷治疗所导致的低血压和心力衰竭。

（十）脑疝的护理和预防

1. 脑疝发生的机制

脑疝是神经外科急诊患者最易发生的并发症，且病情危险，可能危及生命。颅腔由大脑镰、小脑幕分为幕上左、右及幕下3个腔室。幕上及幕下通过小脑幕切迹相交通。当颅脑损伤、各类颅内占位性病变和其他的局限性或弥散性的脑病变引起脑水肿时，病变的脑部首先引起颅内压增高。在密闭的颅腔内，压力通常由高处向压力低处传递。脑部病变、脑积水、血肿、脓肿等使脑部体积增大或受到挤压，致使一部分脑组织由交通孔道移行突出而形成脑疝。脑疝是颅脑损伤与颅内疾病引起颅内压增高以及颅内压增高加剧的必然结果，是一种严重的危象。

2. 脑疝的症状和体征

包括意识状态变化；瞳孔异常，固定或散大；肢体活动异常——偏瘫；异常反射或去大脑皮质，去大脑化；脑干功能异常——脑神经移位或受压。另外还可能出现生命体征改变，表现为库欣综合征即呼吸变慢、脉搏变慢，血压升高等，以及其他的呼吸形态改变。

3. 护理要点

注意严密观察病情变化，及时发现颅内压升高导致的严重并发症。加强基本生命支持，维持基础生命需求，做好各项生活护理，包括排泄、营养、皮肤护理等。对于烦躁患者、意识状态变化或神志不清的患者，更应注意安全。

第四节　脑卒中早期康复的护理

一、早期康复理念

（一）脑的可塑性和可重组性是神经康复的重要理论基础

脑损伤后，大脑可通过神经树突侧支发芽、树突数量增加产生新的神经连接，病灶周围神经细胞功能代偿和对侧大脑半球代偿，轴突上离子通路改变等来代偿坏死的脑组织的功能。早期的康复运动训练可输入正常运动模式，给予尽可能多的良性感觉和运动刺激，促进大脑功能的代偿和重建。一些动物实验已证明：运动训练能促进大脑皮质神经纤维发芽，刺激突触发芽增生，使大脑皮质血管增多。脑损伤后，康复治疗愈早愈好，治疗过迟，会形成错误的运动模式，且可能造成肌肉萎缩、关节僵硬挛缩，严重影响康复治疗效果。

（二）重视早期康复

早期康复对于预防并发症、改善功能非常重要，特别是早期床旁的康复，如患肢的保护、被动活动等。这些方法简单实用，容易掌握，也非常有效，建议各级医院充分重视。应该指出的是，有些功能障碍遗留时间很长，甚至终身遗留，因此，应建立起由综合医院急性期到社区医疗的持续康复体系，与国际上脑卒中康复方案相符，使患者能享受完整、衔接的康复。

（三）重视心理康复

脑卒中患者的心理疾病非常突出，但往往会被忽略，心理疾病对患者的功能恢复非常不利，一定要高度重视，积极治疗。

（四）重视家庭成员的参与

患者最终要回归家庭，因此，家庭成员对患者恢复起着非常重要的作用，应该让家庭成员充分了解患者的情况，包括功能障碍和心理问题，以便能相互适应。家庭成员还应掌握一定的康复手段，为患者进行必要的康复训练。

二、良肢位的摆放

（一）仰卧位

发病初期不能耐受其他体位时应用。头部由枕头给予足够的支撑，但枕头不应过高，以避免引起胸椎的屈曲，诱发上肢的屈肌、下肢的伸肌处于优势的倾向。患侧肩胛下、骨盆下要垫高2~3cm，以使肩胛和骨盆前伸并防止肩胛回缩和骨关节外旋。膝屈曲，患臂放在体旁的枕头上，肩关节前伸，手臂伸展、外旋稍抬高。为避免刺激足底的阳性支撑反射，不应在足底处放支撑物试图抵抗踝跖屈。

（二）健侧卧位

躯干的横轴要基本保持与床的平面垂直，避免半仰卧或半俯卧。在胸前放枕头支撑患侧上肢，肩屈80°~100°为宜。患侧下肢也要用枕头支撑，以保持髋、膝关节微屈，距小腿关节于中间位，患肢应保持肩关节前伸90°左右的各关节伸展位。健侧肢体放在任何舒适的体位即可。

（三）患侧卧位

头于舒适的体位，躯干稍向后仰，腰背部放枕头支撑以确保肩胛前伸，肩关节屈曲80°~100°，肘伸展、前臂旋后，从背部看肩胛内缘紧贴胸壁，患者无不适感。健侧上肢放在身体上或后边的枕头上，患侧下肢可置于屈髋、屈膝和背屈、外翻踝的体位，健侧下肢放在舒适体位。

注意事项：床应放平，不主张抬高床头及半坐卧位，此体位受迷路反射的影响使下肢伸肌张力增高。患者手内不放任何物体，避免引起抓握反射使指屈肌痉挛。强调变换，任何舒适的体位均不应超过2小时，以防发生压疮。

三、关节被动活动

卧床期的被动活动是早期治疗中的重要组成部分。护士可指导照顾者尽早为患者做被动运动。做被动活动时，患者应于舒适体位，多数情况下被动活动可在仰卧位下完成。一般先从近端关节开始，由近至远各个关节依次进行，操作者一手固定关节的近端，另一手活动同一关节的远端，而不能跨越数个关节握住肢体的末端，因为那样不容易控制关节的确切活动，并可能引起小的损伤。每一个关节均要全范围、全方位、平滑而有节律地进行，一般每天2~3次即可。值得注意的是，脑卒中后患者容易受限的关节及其活动：患侧距小腿关节的背屈，髋关节伸展、内旋、外展，手指的伸展，腕关节背屈，肘关节伸展，肩关节屈曲、外旋的运动等。进行被动活动时要注意防止关节损伤及肌肉、肌腱的损伤。

四、主动运动

急性脑卒中患者，在其生命体征稳定后进行早期系统的康复治疗是安全而有效的，不要错过了这个最佳的康复时期。

（一）摆髋训练

患者仰卧立膝位，双膝一同从一侧向另一侧摆动。当患侧跟健侧髋由外旋位向内旋位摆动时感觉困难，可给予适当帮助。

（二）分夹腿运动

患者仰卧立膝位，两髋同时做外旋到中立位的反复运动，回位困难时可在健膝内侧施加阻力，加强联合反应来促进患髋由外旋回到中立位，应注意避免分腿时髋外旋过猛，进一步可进行患腿分合运动。

（三）仰卧位屈膝运动

患者仰卧位，下肢由伸展位开始做屈膝运动，足跟不能离开床面。初期有困难可在稍屈膝位开始，治疗者可帮助控制足跟不离床或稍给予助力。

（四）桥式运动

患者仰卧，双上肢放在身体两侧。治疗师帮助患者将双髋关节、双膝关节屈曲，双足平放在治疗床上。教患者先收腹，骨盆向上向后倾斜，治疗师用另一只手向下压脐周，患者把臀部抬离床面，控制住，尽可能达到充分伸髋，保持5~10s。当此动作容易完成后，可以在臀抬起后，再抬起健腿保持单腿支撑，即单桥运动。

（五）主动辅助运动（Bobath握手运动）

患者双手十指交叉，患侧手指在上，双手相握，用健侧上肢带动患侧上肢前伸，克服患肢的屈曲，在胸前伸肘上举，然后屈肘，双手返回置于胸前。

（六）手功能训练

1. 木钉板的训练

将木板放在患者前面，木钉放在容器内，患者每次拿起一个木钉插入孔内，然后再将木钉逐个拔起放回容器，用每次插入和拔出的速度来测验手功能进步情况。

2. 对指功能的练习

将拇指与其余四指相接触，对指要到位、用力。

3. 分指动作的练习

可利用分指器进行练习，练习到分指能充分到位。

（七）日常生活活动能力训练

1. 床—轮椅转移训练

（1）轮椅到床的转移。

第一，将轮椅靠近患者健侧靠的床边，与床边成30°～45°，刹车，竖起脚踏板。

第二，患者双足全脚掌着地，膝关节屈曲（不超过90°），重心前移，健手扶轮椅扶手起立。

第三，健腿向前方迈出一步，以健腿为轴，身体旋转，用健手支撑床面，重心前移，弯腰慢慢坐下。

（2）床到轮椅的转移。

第一，将轮椅靠近床边，在患者健侧的斜前方，刹车，竖起脚踏板。

第二，患者从床上起立后，用健手扶远端轮椅扶手。

第三，以健侧下肢为轴，身体旋转，坐在轮椅坐垫上。

2. 进食训练

单手用勺进食，可采用特殊的碟或用了防滑垫的碗以固定，可用毛巾缠绕餐具手柄起到加粗作用以便于患者握持。

3. 洗漱动作训练

（1）拧毛巾：将毛巾拴在水龙头上，用健手将毛巾冲湿、拧干。

（2）刷牙剃须：将牙刷或剃须刀柄加大、加长，或在柄上加一尼龙搭扣圈或C形圈，使手掌套入，便于握持使用。

（3）梳头：使用长柄或弯柄梳。

（4）洗澡：使用长柄洗擦具。

（八）轮椅的选择

1. 座位的宽度

座位与臀部两侧之间，应留有适当的空位，两边各留2.5cm为宜。

2. 座位的深度

坐好后，膝部后方与座位前沿之间空隙约为6.5cm。

3. 座位的高度与脚踏板的高度

座位的高度与脚踏板高度相配合，坐好后，大腿后近腘窝处与座垫之间的空隙约为4cm，脚踏板与地面的高度约为5cm。

4. 其他

若轮椅的扶手可拆卸，则方便转移患者；座位若有可拆卸的洞，则方便患者大小便。

五、言语训练

脑卒中患者可产生各种言语障碍，其中主要的障碍为失语症和构音障碍。失语症主要分为典型的失语症与非典型的失语症，也有按损伤部位分为皮质性失语和皮质下失语，还有根据说话的性质、状况和使用分为流畅性失语和非流畅性失语。检查方法主要包括听、复述、说、朗读、阅读、抄写、描写、听写和计算等。构音障碍是由于神经病变以及言语产生有关肌肉的麻痹、收缩力减弱或运动不协调所致的一种言语障碍，是脑卒中后易导致的另一种言语障碍，其检查包括反射、呼吸、唇、颌、软腭、喉、舌、言语等8个方面的检查。

（一）失语症的康复治疗

1. 治疗课题的选择

这种课题选择是依不同类型的失语症类型而定，见表1-1。

表1-1　不同类型失语症的重点训练课题

失语症类型	训练重点
命名性失语	口语命名、文字称呼
Broca 失语	文字、构音训练
wernicke 失语	听理解、会话、复述
传导性失语	听写、复述
经皮质感觉性失语	听理解（以 Wernicke 失语为基础）
皮质运动性失语	以 Broca 失语课题为基础

2. 失语症语言训练具体措施

（1）语音训练。

第一，口腔动作：患者照镜子看自己的口腔动作是否与护士做的各种口腔动作一样，反复模仿。

第二，口腔动作加发音：患者模仿护士发音，包括汉语拼音的声母、韵母和四声。

（2）听理解训练。

第一，单词的认知和辨别：每次出示3个常用物品的图片，护士说出1个物品名称令患者指出相应的物品图片。逐渐达到护士说出2个单词让患者指出。

第二，语句理解：每次出示3个常用物品图片，护士说出其中1个物品的功能或所属范畴，患者听后指出。另外给患者一些指令让其执行，如"请您站起来""请您把手放在桌子上"等，由简单到复杂。

（3）口语表达训练。

从最简单的数字、诗词、儿歌或歌曲开始让患者自动地、机械地从嘴里发出。以自动语为线索，进行提问，如"星期五的后一天是星期几？""今天是几月几日？"等反复训练。患者即使不能完整地说出自动语句，但能抽出必需部分，并按意图使用，则也有训练意义。

（4）朗读训练。

第一，单词朗读：出示每张单词卡，反复读给患者听，然后鼓励患者一起朗读，最后让其自己朗读。

第二，句子、短文理解：用句子或短文的卡片，让患者指出情景画与相应事物。用"是""不是"回答的提问句卡，如"糖是甜的吗？""煤是白的吗？"等反复让患者看和回答。

第三，句子、短文朗读：利用句篇卡，按单词朗读的要领练习。由慢速逐渐接近正常。反复练习，渐增难度。

第四，篇章的朗读：从报刊的记事、小说、故事中选出患者感兴趣的内容，同声朗读。开始就以接近普通速度进行，即使跟不上也不等、不纠正，数次后鼓励其自己读。尽量选择有趣的读物反复练习，每日坚持，以提高朗读的流畅性。

第五，篇章的理解：让患者默读文章，就其内容提问，让患者回答"是"或"不是"。

（二）构音障碍的康复治疗

目前，从言语治疗学的观点，重点应针对异常的言语表现而不是按构音障碍的类型进行治疗。言语的发生受神经和肌肉控制，身体姿势、肌张力、肌力和运动协调的异常都会影响到言语的质量。言语治疗应从改变这些状态开始，这些状态的纠正会促进言语能力的改善。

第五节　脑卒中安全护理

一、安全进食的护理

吞咽障碍是指食物或液体从口、咽、食管至胃的推进过程中受到阻碍，是由于各种原因损害了双侧舌咽、迷走神经或皮质脑干束所致的机械性梗阻，或神经和肌肉功能发生了障碍，致使吞咽功能不能进行。临床上根据病变部位的不同可分为真性延髓麻痹和假性延髓麻痹。凡是病变直接损伤延髓或有关的脑神经者，称为真性延髓麻痹；病变在脑桥以上部位，造成延髓内运动核失去上部神经支配而出现的延髓麻痹，称为假性延髓麻痹。

（一）评估

卒中患者入院后首次进食前，应进行吞咽筛查评估。另外，急性卒中患者入院应在72小时内进行动态评估。

（1）进行本评估时要注意准确评估患者的意识水平，只有能保持15分钟以上清醒的患者才能进行此评估。患者神志不清时，往往注意力、理解力皆有所减退，对此类患者进行评估，会增加误吸的风险。

（2）在患者饮用30mL水的评估中，参照洼田饮水试验评估的判断标准，如患者评级在3级以上的，进行鼻饲饮食。如患者或其家属拒绝鼻饲饮食的，请语言治疗师会诊后给出相关的饮食指导意见。

（3）对于入院时带有胃管的患者，评估之前要注意判断患者的吞咽反射是否存在，让患者多做几次空吞咽动作，如患者没有出现缺乏吞咽、咳嗽或声音改变，方能进行饮水试验。

（二）进食前准备

1. 患者的准备

协助患者清洁口腔、清理呼吸道分泌物，给予翻身、叩背、排痰、清嗓，先指导患者做几次空吞咽，或给予冰刺激治疗，可以有效增加吞咽反射的启动速度，减少误吸。

2. 环境的准备

（1）床边备有基本的急救器材，如吸痰机等。进餐环境安静、整洁、舒适，室温适宜，空气清新，无呕吐物及排泄物，无便器和治疗车等。

（2）让患者在安静的状态下进食，并且精力集中，进餐时不要和人谈话，以免分散其注意力，影响吞咽。

（3）对于刚清醒患者，其味觉和吞咽反射都很迟钝，因此，护理人员要给患者适当刺激，使其在觉醒的状态下进食。

（4）护理人员或患者家属在喂饭前应洗净双手，喂食勿过快，以一口量为宜，等待患者吞咽完毕，再喂食下一口。

（5）一些口唇不能紧闭、颊肌收缩无力的患者，护理人员应将调拌好的食物直接放在舌根附近，以利于食物的下咽。

3. 心理护理

由于卒中后吞咽障碍者多数同时存在肢体瘫痪和语言功能障碍，表达能力差，易出现烦躁、易怒、情绪抑郁、厌世绝望，甚至拒食，因此，护理要做好患者的心理护理。

（1）记住不同患者的不同特点，通过细致的观察判断其不同的饮食要求。

（2）根据其性格特点、受教育程度、情绪变化等，有的放矢地进行心理疏导，给予支持和关怀，解除其思想顾虑，使其建立生存勇气，增强信心，积极主动配合饮食护理。

（3）在患者进食的过程中，巧妙地运用语言积极暗示患者，增强其安全感。对于病情稳定的患者，提倡集体进食，以减少或消除孤独感。

（三）食物的选择

吞咽障碍患者的食物多以半流质为主，食物的种类以高蛋白、高维生素、易消化的食物为主。应选择有适当黏性、不易松散、通过食管时容易变形且不易在黏膜上残留的食物。

对大部分吞咽障碍的患者来讲，稀液体及固体食物比糊状的食物吞咽困难要大，最容易误吸的是稀液体状的食物，如白开水、清汤类等。最容易吞咽的是密度均一、有适当黏性、不易松散，通过咽与食管时容易变形、不在黏膜上残留的食物，如泥状食物（稠芝麻糊、烂米糊、面糊）或者布丁。最常见的做法是将液体食物加入增稠剂增加黏度，或固体食物捣成泥状或糊状，以减少误吸。

（1）液体的食物按照黏度分类，可分成3类。

第一，稀液体：清水、牛奶、咖啡、茶和肉汤。

第二，稠液体：奶昔、过滤过的乳酪汤、果茶。

第三，增稠的液体：稀或稠的液体使用增稠剂。

上述3类液体的性状见表1-2，从稀液体到增稠的液体，吞咽难度逐步减小。

表1-2　改变黏度的液体

性状	性状描述	液体食物的举例
稀液体	静态水	水、茶、不加奶的咖啡、稀释的果汁、酒类
自然状态的稠液体	可在杯子的内壁涂一层	酸奶、液体冰激凌
增稠的液体： 对稀液体或自然状态下的稠液体使用增稠剂后的液体（黏度从稀到稠分为3种）	1.花蜜状：可通过吸管啜饮；可从杯中饮用；可在勺子的背面涂一薄层液体 2.蜜糖状：不能通过吸管啜饮；能从杯中饮用；可在勺子的背面涂一厚层液体 3.布丁状：不能通过吸管啜饮；不能从杯中饮用；需要用勺子才能饮用	

（2）在固体食物方面，往往将吞咽难度较大的固体食物经过处理使其变得柔软，质地更趋于一致，不容易松散，从而降低吞咽难度。根据吞咽难度从易到难分成3类，见表1-3。

表1-3　经过处理的固体食物的分类

性状	性状描述	食物的举例	应避免的食物
泥状食物	质地均匀润滑、无皮、无核	土豆泥；蔬菜、水果泥；苹果酱；泥状的甜点；布丁样的甜点	含果粒的酸奶、花生酱、蜂蜜、干果、糖果、口香糖

续表

性状	性状描述	食物的举例	应避免的食物
精细磨碎的食物	质软且磨得很碎	磨得很碎的肉混上肉汤及调味汁；剁得很碎的淀粉食物；剁得很碎的蔬菜水果；软或剁碎的甜点；软的三明治	含粗纤维多的肉类、花生酱、芹菜、卷心菜、椰菜、干果、煎得较熟的食物
碎软的食物	大小为 0.5cm³，质地柔软	软食或水果，成渣的肉、鱼片，增稠的汤，未经处理的甜点	干的或腌制的肉、香肠类、碎骨片或脆饼干，含坚果的糖果

要选择哪一类质地的食物，应根据患者吞咽障碍的程度来选择。一般首选泥状食物，因为泥状食物质地平滑、均匀，有适当黏性，不易松散，通过咽及食管时容易变形，不在黏膜上残留，而且在口腔停留时需要较少的口腔运动能力。然后过渡到精细磨碎的食物和碎软的食物，最后慢慢过渡到普食。

（3）高度危险食物

第一，富含纤维的食物：菠萝、豆类、莴苣、芹菜。

第二，蔬菜和水果皮：豆荚、豌豆、葡萄。

第三，混合黏度的食物：没有混合牛奶的谷类，搅碎后与稀汁、汤等混合，其中尚有面团。

第四，脆的食物：烤面包、蛋糕片、干饼干、油炸马铃薯片。

第五，有渣的食物：面包渣、干饼干、面包皮。

第六，硬的食物：煮过的、需要咀嚼的糖果、糖块、种子、干果。

第七，含皮的食物：甜玉米、谷类面包等。

（四）体位的选择

（1）一般认为躯干与地面成45°或45°以上角度最安全。

（2）坐位平衡正常的患者采取坐位。

（3）不能坐起的患者取躯干30°仰卧位，头前屈，偏瘫侧肩部垫起，喂食的人位于患者健侧，这种体位可提高患者对食物的认知，而且食物不易从口中漏出，有利于食团向舌根运送。

（4）患者还可采取吞咽器官的健侧卧位，如患者存在左侧咽肌的麻痹，则可在患者右侧卧位时给予饮食。因此，要判断清楚患者咽喉部哪一侧为健侧，而不是肢体的健侧或脑损伤的健侧。

（5）如果患者舌肌无力明显，不能完成口腔期推送食物进入咽部的过程，而咽期又相对正常，可以采取仰卧位进餐。因为患者坐起时，食物由于无法送入咽部，吞咽启动困难，而表现出明显的进餐困难，采取半仰卧位时，床头适当抬高，既保证了食物能随重力进入咽部，又减少误吸的风险。

（五）进食器具的选择

1. 勺子

推荐使用小的表浅的勺子，容易将食物送入口腔内而不需要张口很大，而且可以限制一口量，不至于太多而造成误吸。勺子喂食时注意触压舌体表面，可以增强对食物的感知。

2. 注射器

如果患者张口困难，可以使用奶瓶或注射器进行喂食。使用注射器时，要根据患者的一口量选择合适的注射器，以方便控制一口量，防止误吸。

3. 杯子

选择杯沿一侧高一侧低的特制杯子，方便脑卒中患者饮水，防止颈部过于伸展，可以避免仰头吞咽而减少误吸。

4. 吸管

只在能自觉控制一口量的患者中使用，不能控制一口量的患者避免使用。

（六）进食、喂食方法

（1）患者能自己动手的，尽量让患者自己动手。

（2）喂食者站在患者咽喉部感觉正常的一侧。

（3）食物要从中线提供，以便患者能看到、嗅到食物。

（4）匙入口后，坚定地在舌前1/3向下后压，并倾出食物，然后迅速撤出，立即闭合其唇和下颌，使头轻屈，以利吞咽。

（5）严格把握一口量，注意每一口的量不要过多或过少，一口量过多会在口中漏出，或残留在咽部导致误吸；过少则会因刺激强度不够，难以诱发吞咽反射。

（6）进餐前进行适当的吞咽训练，有利于进餐时安全吞咽（表1-4）。

表1-4　对吞咽的一般情况的建议

治疗方法	一般建议	备注
姿势	坐直（至少45°），颈微曲	使气道入口狭窄，降低误吸的风险；减少吞咽之前食物提前进入咽部的量；减少餐后胃食管反流的可能
口腔卫生	维持最佳口腔卫生，降低误吸	用棉签刺激唾液分泌维持口腔湿润，提供湿化空气；餐后清洁牙齿和黏膜，取出残留食物
进餐环境	安静，不受干扰	有监督人，但尽量少说话，观察患者吞咽运动有无异常
认知问题	进餐之前检查意识状态（意识清醒程度）	避免意识不完全清醒和注意力不集中的患者进食；不允许判断力下降、缺乏自我监督能力的患者单独进食
食物和液体的送入	小量，最好用勺，每口之间间隔至少30s，食物的外观及味道要好；每一次食团咽下之后鼓励干咽	对吞咽功能受损的患者避免每口食量过大；指导照看者观察患者每一次吞咽（观察和感觉喉部提升）
饮食性质	稠的液体及软的黏的固体通常是最安全的黏度，使味道和温度尽量达到最佳	确保进食稠的液体及患者的水的入量，必要时从静脉或鼻胃管补充

（七）安全警示及预防

1. 提示吞咽障碍的症状和体征

（1）食物或液体从口中漏出。

（2）吞咽后食物或液体仍在口中滞留，食物或液体填充于颊部。

（3）当食物或液体仍在口中时，吞咽之前患者咳嗽。

（4）进食或饮水时咳嗽、清嗓子或出现窒息。

（5）吞咽食物或液体时，患者面部表情表现为吞咽费力。

（6）吞咽食物或液体后患者口中黏液增多，填塞口腔。

（7）患者诉食物或液体梗在喉咙，或诉吞咽时喉部疼痛。

（8）吞咽食物或液体后患者嗓音"湿"或发出"咕咕"音。

（9）患者发热。

2. 提示高危误吸的症状

（1）湿性或嘶哑发音。

（2）自主咳嗽减弱。

（3）喉功能减低的任何表现。

（4）意识水平下降。

3. 防止吸入性肺炎的措施

（1）患者床头应一直保持抬高25°以上，以降低误吸的风险。

（2）患者应在进食或饮水后保持坐位至少30分钟，这样可以降低误吸或反流的风险。

（3）仔细听呼吸或说话时黏液阻塞所致的湿的、"咕咕"音，如果怀疑患者已经发生了误吸，嘱其咳嗽或清嗓子，直到听起来顺畅。

（4）如果黏液阻塞一直存在，就有必要吸痰，清理呼吸道。

（5）不要让患者使用吸管，因为这会使液体进入口腔的速度增快。

（6）吞咽时避免向后仰头。

（7）在患者吞咽时不要分散其注意力。

（8）如有必要，指导患者吞咽时使用下颌下降姿势。

4. 预防窒息的措施

（1）给患者喂液体或食物时速度要慢，要告知患者"一次只喝一口"。

（2）进入患者口中的液体或食物的量一定要少，以降低窒息的风险。

（3）让患者集中注意力进食或吞咽，当患者进食时不要分散其注意力。

（4）当患者口中含有食物或液体时，不要问患者问题。

（5）不要让患者咀嚼粗糙或坚硬的食物。

（6）让患者每一次吞咽时下巴贴近胸壁。

（7）让患者有充裕的时间进食。

二、跌倒的预防和护理

卒中患者多为老年人，存在躯体移动障碍等神经功能缺损症状，跌倒的风险较高，做好对患者跌倒的预防和护理具有重要意义。

（一）跌倒风险评估要点

1. 内在因素

（1）年龄：年龄高于70岁，生活自理能力差。

（2）性格、心理因素：个性固执，自我评估能力过高。

（3）躯体移动、感觉障碍：平衡能力及步态控制能力差，不稳定的步态，不平衡的坐态。

（4）某些导致昏厥的疾病：如心律失常性昏厥、血压过高、糖尿病患者低血糖、直立性低血压等；颈椎病、椎-基底动脉供血不足、脑卒中患者一过性脑缺血；长时间卧床后突然坐起或站立。

（5）听觉、视觉、平衡功能障碍：脑血栓、帕金森病、小脑发育不全和无症状性的周围神经病变引起的平衡功能下降。

（6）意识障碍：神志模糊、意识恍惚、烦躁不安、谵妄、焦虑，有自伤或攻击他人的行为。

（7）认知障碍：判断、记忆、注意、推理、抽象思维等能力的障碍。

（8）跌倒病史：曾经跌倒的患者再次跌倒占33.3%。

（9）低血糖反应：使用降糖药物，患者进食较少。

（10）直立性低血压：改变体位时（如起床、下床、行走、由蹲位起立等），动作过快或降压药物用量过大。

（11）害怕跌倒的心理：害怕跌倒心理因素影响会减少活动，从而降低活动能力，增加跌倒风险。

2. 外在因素

（1）关键时间段：第一个时间段为15：00—21：00，第二个时间段为00：00—07：00。

（2）关键地点：床旁、厕所是跌倒发生率较高的地点。

（3）药物不良反应与酒精中毒：在用药方面，如麻醉药、镇静催眠药、抗焦虑抑郁药、降压与利尿药、扩血管药、维生素及钙剂等药物可以影响患者的神志、精神、视觉、步态、平衡、血压等，易引起患者的跌倒。

（4）病房环境：地面是无潮湿，有无桌椅等障碍物，光线是否充足，病床有无加床栏，是否缺乏夜灯。

（5）患者衣着、穿鞋不当：裤脚过长，穿拖鞋等。

（二）评估工具

Morse fall scare是用于评估患者是否存在跌倒危险的量表，共设6个项目，分为4个等级（表1-5、表1-6）。

表1-5 Morse跌倒量表

项目	评分标准	分值
最近3个月内有无跌倒记录	否 =0	
	是 =25	
有无多于一个医疗诊断	否 =0	
	是 =25	
步行时是否需要帮助	否 =0	
	拐杖、助步架、手杖 =15	
	轮椅、平车 =30	
接受药物治疗	否 =0	
	是 =20	
步态 / 移动	正常卧床不能移动 =0	
	虚弱 =10	
	严重虚弱 =20	
精神状态	自主行为能力 =0	
	无控制能力 =15	
总得分		

表1-6 Morse跌倒量表评价标准

危险程度	MFS 分值
高度危险	＞ 45
中度危险	25 ~ 45
低度危险	＜ 25
零度危险	0

（三）跌倒的预防和护理措施

1.悬挂警示标识

高度及高度以上危险的患者床尾悬挂"防跌倒"警示标识。

2. 环境要求

（1）保持病房物品放置有序，患者行走的地方无障碍物，通道安全，扶手牢固。

（2）床的摇手及时归位，拉出容易绊倒患者；床的轮子要转向内侧，不能突出，并牢固固定；床栏及输液架放在床尾，与两边平齐，不能横出一边；餐板必须放置床头。

（3）洗手间地板要有防滑设施，扶手要牢固，对有需要的患者要放凳子供洗澡时使用。

（4）患者使用的车床或轮椅，要加上护栏或系上约束带。

（5）保持病区内地面干净、干爽，无水渍、油渍，遇到潮湿天气需用干拖把把地面拖干。

（6）物品放置合理，易于取用。

（7）楼梯、浴室、洗手间、厕所有稳实的扶手。

（8）入院时向患者、患者家属、患者陪护介绍病室的环境及安全实施，并落实好各项措施。

3. 衣着要求

（1）患者衣着合体，尤其是裤子，裤脚下缘不能超过踝关节，可用橡皮筋缩短裤脚。

（2）穿衣困难的患者，腰间给予橡皮筋固定裤头。

（3）患者不能穿拖鞋、滑底鞋，以免滑倒。

（4）指导患者穿脱袜子、鞋、裤应坐着进行。

（5）患者下床前，确认已穿着防滑的鞋子，并于床旁悬挂双脚至少2分钟。

4. 安全行为

（1）指导患者、患者家属、患者陪护使用呼叫铃。

（2）患者卧床时上床栏，加强巡视，指导患者勿跨越床栏下床。

（3）坐轮椅或使用平车外出检查时，应加安全带并上护栏。

（4）步态不稳的患者下床活动必须有家属及陪护人员陪同。

（5）按医嘱留陪护一名，在夜间将陪护床紧邻患者床栏放置。

（6）常用的日常生活用品如助行器等，摆放在患者容易取用的位置。

（7）告知患者及其家属在起床、上床、站立、坐下、行走、如厕时动作宜慢。

（8）对于阿尔兹海默症患者或精神异常会自由走动的患者，床栏与床尾的空隙处应用约束带围起，防止晚上患者从空隙处下床。

（9）必要时经患者或其家属同意使用约束带。

5. 加强床上生活护理

协助擦浴、开餐、床上洗头及大小便护理，加强肌肉训练。

6. 用药护理

对于可能增加患者跌倒概率的药物，使用前应告知患者及其家属可能发生的反应。

对于服用镇静药、催眠药的患者，告知其未完全清醒时不要下床活动。对于服用可能致直立性低血压药物的患者，嘱其缓慢改变体位。对使用导致幻觉的药物的患者或者患有高血压、心脏病、颈椎病等容易晕倒的患者，在日常活动中（如起床、散步、如厕以及洗澡等）应给予照顾，以防跌倒等。

7. 加强预防患者跌倒的宣传教育

健康教育是有效降低跌倒发生率的措施。患者症状不同，可能发生跌倒的危险因子也不同，护理人员应针对疾病及其症状对患者及其家属进行针对性宣教。如对于老年患者或活动受限者，护士要指导其缓慢起立或坐下、上下床，并给予更多的照顾，将患者经常需要的物品放于随手可取之处等。对于卒中合并高血压患者嘱其改变体位时动作要慢，改变体位应遵守"三部曲"，即平躺30s、坐起30s、站立30s后再行走，避免突然改变体位，尤其是夜间；定时监测血压，严禁擅自增减降压药，有头晕、头痛、头胀时及时告知医生。视力、听力差的患者外出一定要有人陪同。

三、压疮的预防和护理

（一）危险因素评估要点

（1）年龄高于70岁，生活自理能力差。

（2）躯体移动障碍或长时间卧床。

（3）神志模糊、意识恍惚。

（4）营养状况差。

（5）肥胖。

（6）发热。

（7）糖尿病。

（8）大小便失禁、腹泻。

（9）物理降温、冬眠疗法。

（二）压疮的预防和护理措施

1. 评估

动态评估患者的压疮风险，及时识别压疮风险高的患者。

2. 做好皮肤护理

（1）每天定时检查皮肤情况，特别是受压部位、骨隆突处。

（2）应保持床铺平整、干燥、无渣屑。

（3）对卧床的患者，护士要每隔1～2小时为患者翻身一次，更换体位，以避免对皮肤的长期压迫。同时按摩受压部位3～5分钟，以改善该处的血液循环，必要时使用翻身枕、水垫、橡胶圈、气垫床等。

（4）患者受压部位皮肤常因汗液、尿液等污染而引起皮肤浸润和感染，尤其是大小便失禁的患者更易发生。因此，大小便失禁的患者应合理使用纸尿片或纸尿裤、使用尿套、必要时留置导尿管，大便失禁者安装造口袋或收集器材；及时搞好患者的个人卫生，如床上浴、会阴抹洗，保护肛门、会阴的清洁、干爽，皮肤潮湿者可涂爽身粉，肛周潮红者可外涂氧化锌油。发热患者及时更换汗湿的衣服，注意水分、营养的补充。

（5）护理患者时动作要轻柔，不可拖拽患者，以防发生关节牵拉、脱位或周围组织损伤。给患者翻身后要仔细观察受压部位的皮肤情况，有无将要发生压疮的迹象，如皮肤呈暗红色。检查鼻管、尿管、输液管等是否脱出、折曲或压在身下，同时保持肢体的功能位。

（6）患者发生压疮时，评估患者压疮的分期，不同时期的压疮采用不同的处理措施，采用不同的药物和敷料。目前主要的压疮护理敷料有透明薄膜类敷料、水胶体敷料、泡沫敷料、聚维酮碘敷料、皮肤创面无机诱导活性敷料、生物流体敷料膜、藻酸盐敷料、银离子敷料，还有溃疡粉等。

四、排泄的护理

排泄是机体将新陈代谢所产生的废物排出体外的生理活动过程，是人体的基本生理需要之一，也是维持生命的必要条件之一。人体排泄废物的途径有皮肤、呼吸道、消化管及泌尿道，其中消化管和泌尿道是主要的排泄途径，此处主要讨论缺血卒中患者排尿和排便的护理。

（一）排尿的护理

膀胱的排尿功能受脊髓上反射中枢、脊髓反射中枢共同支配完成。卒中患者由于神经功能的损伤、神志异常、年老、长期卧床、排尿习惯和环境的改变等导致排尿障碍，主要表现为尿失禁和尿潴留。

1.尿失禁患者的护理

（1）心理护理：尿失禁会给患者造成很大的心理压力，也会带来很大的生活不便，护理人员应尊重、理解患者，给予安慰，协助做好生活护理。

（2）皮肤护理：尿失禁的患者可使用尿垫，床上铺中单，经常用温水冲洗会阴部皮肤、勤换衣裤、床单、尿垫等保持局部清洁干燥，减少异味。

（3）外部引流：必要时用接尿装置引流尿液，女性患者可用女式尿壶紧贴外阴部接取尿液，男性患者可用尿壶接尿。但此法不宜长期使用，要定时取下尿壶，清洁会阴部和阴茎。

（4）重建正常的排尿功能。

第一，持续的膀胱功能训练：向患者和其家属说明膀胱训练的目的、方法，以取得配合。安排排尿时间表，初始时白天每隔1~2小时使用便器一次，夜间每隔4小时使用便器一次，以后间隔时间逐渐延长。使用便器时，用手按压患者膀胱，协助排尿，注意力度要适当。白天补液的患者小便量较多，膀胱训练间隔时间适当调整。

第二，摄入适当的液体：如病情允许（肾衰竭、心肺疾病患者禁忌），指导患者白天多饮水。多饮水可增加对膀胱的刺激，促进排尿反射的恢复，还可以预防泌尿系统的感染。入睡前限制饮水，减少夜间尿量，以免影响休息。

第三，盆底肌肉力量的训练：指导患者进行盆底肌肉训练，以增强控制排尿的能力。具体方法是患者取立位、坐位或卧位，试做排尿的动作，先慢慢收紧盆底肌肉，再缓缓放松，每次10s左右，连续10遍，每日进行数次，以不疲乏为宜。

（5）导尿术：对长期尿失禁的患者，可予以留置导尿管，避免尿液浸渍皮肤，发生皮肤破溃；并定时排放尿液，锻炼膀胱壁肌肉张力。

2.尿潴留患者的护理

（1）心理护理：安慰患者，消除其紧张和焦虑情绪。

（2）提供隐蔽的排尿环境：关闭门窗，屏风遮挡，请无关人员回避等。

（3）调整体位和姿势：协助卧床患者取适当体位，如扶卧床患者略抬高上身或坐起，尽可能使其以习惯姿势排尿。对需做全脑血管造影或支架术的患者事先有计划地训练床上排尿。

（4）诱导排尿：利用条件反射诱导排尿，如听流水声、用温水冲洗会阴。

（5）热敷、按摩：可放松肌肉，促进排尿。热敷时注意防止烫伤，按摩时切记不可强力按压，以防膀胱破裂。

（6）针灸、艾灸：可针刺中极、曲骨、三阴交穴或艾灸关元、中极、气海、曲骨、三阴交、足三里穴等方法，刺激排尿。

（7）必要时给予药物治疗和导尿。

（二）排便的护理

排便异常主要包括便秘、粪便嵌塞、腹泻、排便失禁、肠胀气，其中便秘是缺血卒中患者最常见的排便异常。患者由于中枢神经系统功能障碍、排便时间或活动受限制、长期卧床或活动减少，肠道功能受到抑制导致便秘。护理人员可以从以下方面对患者进行护理。

1.帮助患者重建正常的排便习惯

帮助患者和其家属正确认识维持正常排便习惯的意义，告知患者便秘时不可过度用力排便。指导患者选择适合自身排便的时间，理想排便时间的是饭后（早餐后最佳），因此时胃肠反射最强。

2.合理安排膳食

多摄取可促进排便的食物和饮料。如多食用蔬菜、水果、粗粮等高纤维食物，鼓励患者多饮水，病情许可时每日液体摄入量不少于 2 000mL。

3. 鼓励患者适当活动

病情稳定的患者按个人康复需要拟订规律的活动计划。卧床患者可进行床上活动或予以被动运动。

4. 提供适当的排便环境

提供患者单独隐蔽的环境和充裕的排便时间，如屏风遮挡，避开查房、治疗护理和进餐时间。

5. 选取适宜的排便姿势

床上使用便盆时，最好采取坐姿或摇高床头，利用重力作用增加腹内压促进排便。

6. 腹部环形按摩

用手顺时针方向环形按摩，可促使肠蠕动，促进排便。

7. 服用泻药

遵医嘱给予口服通便药物或简易通便剂，必要时予以通腑泻下中药汤剂灌肠，如番泻叶、大黄等，适用于卒中伴意识障碍（神昏），中医证型为卒中中脏腑阳闭证、阴闭证者，卒中痰热腑实证常便秘者。要注意观察患者的大便次数、性状、量，以通便为度，不可过泻，出现腹泻时及时停药。

第六节　脑卒中患者的重症护理

脑卒中是目前我国导致死亡的第三位死因，是导致成人残疾的首要原因。脑组织不能储备氧气，因而需要血液持续不断地提供一些营养物，血流供应障碍则出现脑卒中，可由不同的原因引起，如栓子、血栓、出血，以及血管受压或血管痉挛。缺血性中风是由于栓子和血栓形成脑卒中，占脑卒中病例的 80%～85%。缺血区发生水肿或梗死，如果不能及时纠正，那么这部分神经细胞将会死亡，导致脑组织梗死。一旦脑血流灌注纠正，中心缺血区周围组织阴影区可以逐渐恢复。

一、卒中危险因子

包括高血压、心脏疾病（心房颤动，卵圆孔未闭，颈动脉疾病）、糖尿病等，另外年龄增加、性别差异（男性好发）、种族（非洲裔，美国人），以及卒中史、家族史、高脂血症、高凝血功能（如癌症、怀孕、红细胞增多症、镰状红细胞、吸烟、节食/肥胖等，以及口服避孕药者）均可增加脑卒中风险。一过性缺血症是中风的一项重要警示症状。基于血管内沉淀情况发生不同，卒中的病理生理不尽相同，其中血栓或栓子形成可导致急性缺血性卒中。

（一）血栓

血栓是最常见的原因，常与动脉粥样硬化、动脉内斑块形成有关。血流速度减慢引起脑组织缺血，脑血管中动脉粥样硬化斑块脱落形成的栓子引起血管阻塞，导致大面积的梗死，继而发生脑水肿，周围水肿的细胞造成对梗死部位压迫，进一步加重缺血，可出现功能的缺失（如障碍）。如果栓子在细小分支动脉中形成，则可发生腔隙性脑梗死，腔隙性脑梗死造成小范围神经细胞死亡，除了梗死发生在内囊等重要部位，常不影响神经功能。有动脉粥样硬化或动脉炎的患者最有可能发生栓塞性卒中，往往发生于睡眠或静止等血流缓慢的状态。

（二）栓塞

指脑血管闭塞，常见原因是血凝块，也可因感染性微粒、脂肪、空气和癌栓引起。20%的卒中患者是由于心脏血管栓子脱落而发病的，栓子常与细菌感染导致的心脏疾病或由心脏内壁、瓣膜上的薄膜脱落相关，如慢性心房颤动、瓣膜病、人工瓣膜、动脉粥样硬化等是栓塞的常见原因，少见于心房黏液瘤、卵圆孔未闭和细菌性心内膜炎。血栓性闭塞发病迅速，可无任何先期征兆即已出现症状。

二、卒中临床表现和检查结果

卒中的临床症状变化多样，可以表现为非常轻微，也可以表现为相关功能完全丧失。常见的症状和体征包括：一侧肢体或半边躯体无力，感觉异常，发音困难或能够讲话但表述困难，视力改变等。临床表现依据梗死部位不同而不同。

（一）大脑半球卒中

大脑半球卒中发生后，症状和体征常表现在受支配的一侧躯体，如一侧上肢或一侧上下肢无力或瘫痪，同时有感觉缺失，也可出现双侧肢体改变。患者可表现有同侧眼睛凝视。以右手为优势的群体中，左半球为主导；控制着语言功能和语言依赖性记忆功能，因此可产生接受信息困难、表达或发音困难等。非主导半球常常为右半球，与空间定向、视力、感觉和记忆等功能有关。

（二）小脑和中脑卒中

出现一侧或双侧躯体运动和感觉功能损害，典型表现为失衡、精细活动功能减弱，恶心或呕吐。可能出现常见的脑神经功能缺失，如构音困难、发音困难、不能言语以及咳嗽反射下降。对于此类患者应仔细评估呼吸道防护和吞咽能力，确定有无吸入的危险；如患者出现多项功能缺失，需要在给予喂食前判断是否应行气管切开，避免误吸及肺炎等并发症。阻塞性脑积水常因脑水肿致脑室引流系统堵塞，而出现相应症状。由于皮质尚未损伤，患者还可维持正常精神状态，意识清晰，直至后颅窝压力升高，脑干受压，才方可能出现精神及神志异常；外科手术实施减压可预防和解除脑干受压。

（三）诊断性检查

CT是排除可疑颅内出血、确诊急性脑卒中的基本诊断性检查项目；磁共振检查项目能够探查到病变部位，较CT检查更早地显示阳性结果；MRA检测能发现血流异常的区域，同时能看到动脉内血凝块。其他检查还包括颅动脉超声影像、颅内多普勒检查、颅内血流检查等。由于脑血管疾病和心血管疾病密切关联，卒中患者都应常规行心电图检查，并通过EKG检查判断微小卒中。

三、急性脑卒中的治疗和护理

脑卒中是一种急诊情况，其需要治疗的紧迫性如同抢救心肌梗死的患者，如果说当心脏缺血时，"时间就是心肌细胞"，那么当脑缺血发生时，"时间就是脑细胞"，因此治疗目标是尽可能重建脑循环，阻止缺血进程，预防继发并发症。

（一）治疗原则

加强急性缺血性中风的病情评估，实施溶栓治疗，控制血压，做好颅内压升高的治疗和护理，控制血糖，预防卒中的再次发生。

（二）重症护理措施

1. 体位

脑血栓和脑栓塞的患者需要增加脑的灌注，因此头部需要保持水平位，出血性脑血管病或颅内压增高的患者需要减少脑的灌注，床头需抬高。

2. 降温

使用低温毯可控制中枢性高热和（或）通过降低体温从而减少脑组织的代谢。

3. 病情观察

心电监护，因脑血管病通常有心血管疾病的基础，尤其是脑栓塞，因此必须加强相关监测。

4. 动脉血气监测

监测呼吸功能和代谢的改变。

5. 维持体液平衡

保留导尿管有助于精确监测液体出入量，以维持体液和电解质平衡。

6. 加强营养

危重患者在发病24小时内，由于脑血液循环障碍，致使消化功能减退，进食后会引起胃扩张、食物滞留，压迫腹腔静脉，使回心血量减少。加上患者常伴有呕吐，易导致吸入性肺炎，因此应暂禁食。在补充营养时，应尽量避免静脉内输液，以免增加缺血性脑水肿的蓄积作用，最好的方法是鼻饲。鼻饲胃管在疾病初期可用于胃肠减压，如果患者有吞咽困难，也可用此进行喂食。

7. 伴有感觉障碍

有护理运动障碍的患者往往同时伴有感觉障碍，因此要评估和确定患者身体感觉障碍的部位和程度。每天用温水擦洗感觉障碍的部位，以促进血液循环和感觉恢复。注意患者肢体保暖，但慎用热水袋，可加盖被子保暖。患者洗脸或洗足时，用前臂测试一下水温，防止患者烫伤。

8. 预防并发症

急性脑卒中患者容易引起并发症，若能及时预防，可使患者早日康复。否则，不但可能加重患者病情，甚至可使患者死亡。常见并发症包括呼吸道感染、心脏损害、消化道出血、泌尿系统感染、压疮、深静脉血栓和高热等。

9. 语言训练

失语是指患者意识清楚，听力正常，咽喉、软腭和唇、舌等发音构音结构并无病变，但其语言的表达或感受能力发生障碍的一种总称。护理失语患者首先要测定失语的严重程度，并注意患者尚保留的最有效交流方式，从而采用这些方式与患者交流。

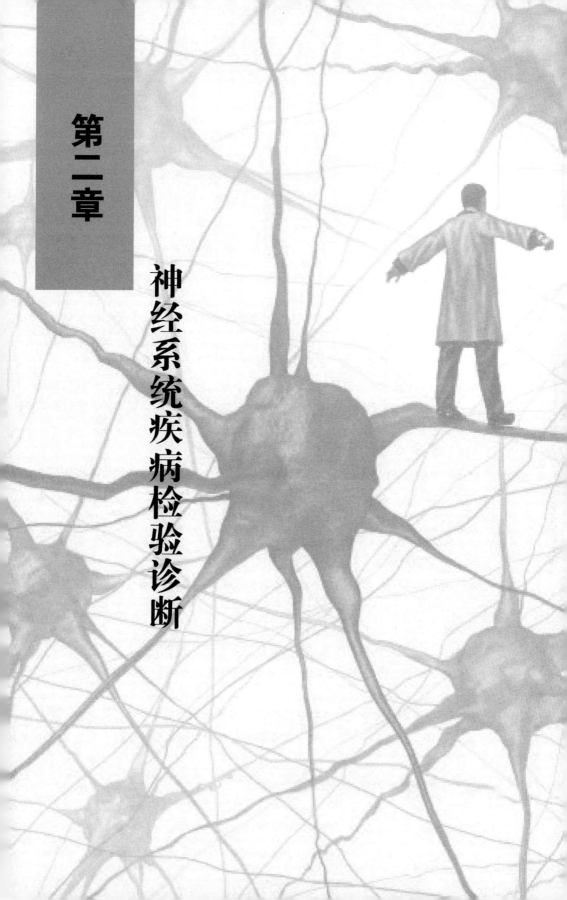

第二章

神经系统疾病检验诊断

第一节　短暂性脑缺血发作

一、疾病概述

（一）定义

2009年美国卒中协会（ASA）提出新的短暂性脑缺血发作（TIA）的定义是脑、脊髓或视网膜局灶性缺血所致的、未伴发急性脑梗死的短暂性神经功能障碍。新的定义强调组织学损害，我国TIA定义中不包括脊髓缺血所致TIA。TIA是已经公认的缺血性卒中最为重要的独立危险因素，研究表明，TIA患者早期发生卒中的风险很高，TIA患者7天内的卒中风险为4%～10%，8～90天内卒中风险为10%～20%，90天后TIA复发、心肌梗死和死亡事件总的风险高达25%。因此，TIA是严重的、需紧急干预的卒中预警事件，是最为重要的急症，同时也是临床前期预防的最佳时机，必须重视。

（二）诊断

TIA的诊断多是回忆性诊断。症状持续时间越长，最后诊断TIA的可能性越小。如症状持续几分钟，在24小时内完全恢复，诊断为TIA的可能性近50%，但是当症状持续2小时后，可能性只有10%。

支持TIA诊断的临床特点：

1. 症状突然出现

通常患者或旁观者可以描述症状出现时在做什么，因为TIA发生时很少有患者会不确定症状何时开始。

2. 发病时出现最大神经功能缺损

若症状为进展性或由身体的一部分扩散至其他部分，则更支持癫痫（若症状出现急骤，从几秒钟到1或2分钟）或偏头痛（若症状出现较缓慢，数分钟以上）的诊断。

3. 符合血管分布的局灶性症状

脑循环部分血供异常可导致局灶性症状，而全面性神经功能障碍，例如，意识模糊（排除失语所致表达错误）、晕厥、全身麻木、双眼视物模糊及单纯的眩晕等症状很少见，除非伴有其他局灶性症状。

4. 发作时为神经功能缺损症状

典型的TIA常为"缺损"症状，即局灶性神经功能缺损，例如，单侧运动功能或感觉障碍，语言障碍或视野缺损。TIA很少引起阳性症状，例如，刺痛感、肢体抽搐或视野中闪光感等。

5. 可快速缓解

大多数TIA症状在60分钟内缓解，若症状超过1小时仍不缓解则更可能为脑卒中。

（三）鉴别诊断

TIA主要与一些发作性的疾病相鉴别。

1. 部分性癫痫

特别是单纯部分发作，常表现为持续数秒至数分钟的肢体抽搐，从躯体的一处开始，并向周围扩展，多有脑电图异常，CT/MRI检查可发现脑内局灶性病变。

2. 梅尼埃病

发作性眩晕、恶心、呕吐与椎-基底动脉TIA相似，但每次发作持续时间往往超过24小时，伴有耳鸣、耳阻塞感、听力减退等症状，除眼球震颤外，无其他神经系统定位体征。发病年龄多在50岁以下。

3. 心脏疾病

阿-斯（Adams-Stokes）综合征，严重心律失常如室上性心动过速、室性心动过速、心房扑动、多源性室性期前收缩、病态窦房结综合征等，可因阵发性全脑供血不足，出现头晕、晕倒和意识丧失，但常无神经系统局灶性症状和体征，心电图、超声心动图和X线检查常有异常发现。

4. 其他

颅内肿瘤、脓肿、慢性硬膜下血肿、脑内寄生虫等亦可出现类TIA发作症状，原发性或继发性自主神经功能不全亦可因血压或心律的急剧变化出现短暂性全脑供血不足，出现发作性意识障碍，应注意排除。

二、检验项目

（一）常用项目

1. 血常规

（1）检测方法：自动血液细胞分析仪法。

（2）标本：EDTA-K_2抗凝全血或皮肤采末梢血。

（3）参考范围：如表2-1所示。

（4）临床诊断价值、方法学评价、问题：患有红细胞增多症、白血病、血小板增多症等疾病的患者血液黏稠度增高，促发了血栓形成或血流量下降，可导致TIA，而镰状红细胞也是TIA的触发因素。关于血液一般检查，过去常用皮肤采血（原称毛细血管采血），缺点是结果重复性差，现在多采用静脉采血。影响因素：

①皮肤采血应尽量避开有炎症、化脓、冻伤等皮肤损害部位。

②静脉采血止血带压迫时间宜短。

③血液标本低温（4℃）保存可使血小板计数结果降低。

表2-1　血液细胞检测项目参考范围

测定项目	男性	女性
白细胞计数 WBC（×10⁹/L）	3.50 ~ 9.50	3.50 ~ 9.50
淋巴细胞百分率 LYMPH（%）	20.0% ~ 50.0%	20.0% ~ 50.0%
嗜酸性粒细胞百分率 EOS（%）	0.4% ~ 8.0%	0.4% ~ 8.0%
嗜碱性粒细胞百分率 BASO（%）	0 ~ 1.0%	0 ~ 1.0%
单核细胞百分率 MONO（%）	3.0% ~ 10.0%	3.0% ~ 10.0%
中性粒细胞百分率 NEU（%）	40.0% ~ 75.0%	40.0% ~ 75.0%
淋巴细胞计数 LYMPH（×10⁹/L）	1.1 ~ 3.2	1.1 ~ 3.2
嗜酸性粒细胞计数 EOS（×10⁹/L）	0.02 ~ 0.5	0.02 ~ 0.5
嗜碱性粒细胞计数 BASO（×10⁹/L）	0.00 ~ 0.06	0.00 ~ 0.06
单核细胞计数 MONO（×10⁹/L）	0.10 ~ 0.60	0.10 ~ 0.60
中性粒细胞计数 NEU（×10⁹/L）	1.8 ~ 6.3	1.8 ~ 6.3
红细胞计数 RBC（×10¹²/L）	4.30 ~ 5.80	3.80 ~ 5.10
血红蛋白 Hb（g/L）	130 ~ 175	115 ~ 150
血细胞比容 HCT（L/L）	0.40 ~ 0.50	0.35 ~ 0.45
红细胞平均体积 MCV（fL）	82 ~ 100	82 ~ 100
红细胞平均血红蛋白量 MCH（pg）	27.0 ~ 34.0	27.0 ~ 34.0
红细胞平均血红蛋白浓度 MCHC（g/L）	316 ~ 354	316 ~ 354
红细胞体积分布宽度 RDW（%）	0 ~ 15.0%	0 ~ 15.0%
血小板计数 PLT（×10⁹/L）	125 ~ 350	125 ~ 350
血小板平均体积 MPV（H）	8.9 ~ 11.5	8.9 ~ 11.5
血小板体积分布宽 PDW（fL）	9.0 ~ 17.0	9.0 ~ 17.0

2.红细胞沉降率

（1）检测方法：魏氏法、动态红细胞沉降率分析仪法和红外分光光度计定量分析毛细管光学检测法。

（2）标本：魏氏法和动态红细胞沉降率分析仪法用109mmol/L的枸橼酸钠抗凝血（1:9），红外分光光度计定量分析毛细管光学检测法用EDTA-K₂抗凝血。

（3）参考范围：男0 ~ 15mm/h，女0 ~ 20mm/h（魏氏法）。

（4）临床诊断价值、方法学评价、问题：血管炎、感染性心内膜炎、高血液黏度等引起的TIA红细胞沉降率加快，红细胞沉降率在一定程度上也可以反映病情。生理因素如妊娠、采集和抗凝剂比例不当、温度等物理因素对红细胞沉降率测定均有影响。

3. 血糖

（1）检测方法：葡萄糖氧化酶-过氧化物酶法、己糖激酶法。

（2）标本：血浆、血清。

（3）参考范围及医学决定水平：空腹血糖（FPG）3.89～6.11mmol/L（70～110mg/dL）。6.11～7.0mmol/L为空腹血糖受损，≥7.0mmol/L（126mg/dL）为糖尿病（DM）诊断标准。随机血糖：糖尿病非酮症高渗综合征常＞33.3mmol/L（600mg/dL）、＜2.8mmol/L（50mg/dL）者考虑低血糖症。

（4）临床诊断价值、方法学评价、问题：糖尿病是缺血性脑血管病的危险因素之一，颅内压增高，使脑脊液中的葡萄糖或血糖出现病理性增高。脑梗死伴DM时，其梗死灶扩大，水肿加重，预后不佳。低血糖可使大脑皮质、基底节、下丘脑、自主神经中枢、中脑及延髓受抑制，患者出现深昏迷，血压下降，脑血管出现短暂性缺血。葡萄糖检测氧化还原法因其特异性差已被酶法取代；葡萄糖氧化酶法特异性较好，试剂也便宜；己糖激酶法特异性更好，是测定葡萄糖的参考方法。

4. 血脂测定

（1）检测方法：

①血清总胆固醇（TC）：胆固醇氧化酶法（COD-PAP法）。

②三酰甘油（TG）：甘油磷酸氧化酶法（GPO-PAP法）。

③高密度脂蛋白胆固醇（HDL-C）：磷钨酸-镁沉淀法、直接测定法（匀相法）。

④低密度脂蛋白胆固醇（LDL-C）：聚乙烯硫酸盐沉淀法、直接测定法（匀相法）。

⑤血清载脂蛋白AI（apoAI）：免疫透射比浊法（ITA）。

（2）标本：血清。

（3）医学决定水平。

《中国成人血脂异常防治指南（2019）》提出：

TC：合适范围＜5.20mmol/L；边缘升高5.20～6.20mmol/L，升高≥6.20mmol/L（220mg/dL）。

TG：合适范围＜1.70mmol/L；边缘升高1.70～2.30mmol/L，升高≥2.30mmol/L（150mg/dL）。

HDL-C：合适范围≥1.04mmol/L；减低＜1.0mmol/L。

LDL-C：合适范围＜3.40mmol/L；边缘升高3.40～4.10mmol/L；升高≥4.10mmol/L。

（4）临床诊断价值、方法学评价、问题：TIA患者颈动脉的动脉粥样硬化（AS）发生率明显高于一般人群。AS造成血管管腔狭窄、闭塞，引起血流动力学性末梢低灌注，或者斑块在血流冲击下破溃，引起微栓子脱落、微栓塞形成，导致TIA。TIA患者AS形成与高血压、胆固醇、低密度脂蛋白、apoE-B、apoAI、纤维蛋白原水平增高有关。尽早进行超声检查发现AS，针对高血脂等危险因素进行治疗，对降低LDL-C对防治TIA及脑梗死具有积极意义。血清总胆固醇（TC）测定的常规方法包括化学法和酶法。化学法特异性差，临床使用少，酶法测定特异性、精密度、灵敏度都很好且可手工操作，也适合自动分析。

5. 血浆凝血酶原时间（PT）及比值INR

（1）检测方法：磁珠凝固法、透射比浊法。

（2）标本：109mmol/L枸橼酸钠溶液按1∶9抗凝全血离心血浆。

（3）参考范围及医学决定水平：由于试剂的ISI不同，参考值也不同。PT为（12±1）s，超过正常对照3s以上为异常。PTR为1±0.05，$INR=PTR^{ISL}$

（4）临床诊断价值、方法学评价、问题：美国和欧洲TIA患者卒中预防指南指出，有生物心脏瓣膜而又不能解释的缺血性卒中或TIA患者，建议口服抗凝药治疗（INR 2.0~3.0）。磁珠凝固法和透射比浊法对PT检测具有一定的可比性，文献表明前者一般为参考方法。

6. 纤维蛋白原（Fg）

（1）检测方法：Clauss法（凝血酶法）、免疫法、比浊法。

（2）标本：109mmol/L枸橼酸钠抗凝血（抗凝剂∶血=1∶9）。

（3）参考范围：成人2~4g/L，新生儿1.25~3g/L。

（4）临床诊断价值和评价：纤维蛋白原在血栓形成过程中起重要作用，其含量增多可使血液处于高凝状态，易于形成血栓，导致动脉壁硬化斑块处附壁血栓不断形成和脱落，动脉中发生微栓塞而使TIA反复发作。

（5）方法学评价和问题：

①Clauss法。其一，此法为功能检测，其操作简单、结果可靠，故被WHO推荐为测定Fg的参考方法。当凝血仪通过检测PT方法来换算Fg浓度时，如结果可疑，则应用Clauss法复核确定。其二，Clauss法参比血浆必须与检测标本类型同时操作测定，以便核对结果。如标本类型中存在肝素、FDP或罕见的异常Fg，则Clauss法测定的Fg含量可假性减低，因此，需用其他方法核实。

②免疫法、比浊法、化学法。操作较繁，均非Fg功能检测法，故与生理性Fg活性不一定总是成平行关系。

7. D-二聚体（D-D）

（1）检测方法：胶乳凝集法、酶联免疫吸附试验法。

（2）标本：血浆。

（3）参考范围：阴性或含量<0.4mg/L。

（4）临床诊断价值和评价：D-D是交联纤维蛋白特异性最终降解产物，可作为体内高凝状态和纤溶功能亢进的分子标志物之一，其含量升高表明体内血栓形成和溶解均增强。TIA患者急性期血浆D-D含量明显升高，提示体内存在明显的凝血纤溶异常，TIA患者急性期体内血栓形成和溶解均增强，从而导致动脉壁硬化斑块处附壁血栓不断形成和脱落，动脉中发生微栓塞而使TIA反复发作。

（5）方法学评价和问题：

①胶乳法：检测结果简便、快速，可由肉眼判断。使用血浆比使用血清更方便和更准确。检测时间短（反应时间3分钟）。

②ELISA法：灵敏度高，但检测时间长。现已有一种快速ELISA法"VIDAS" D-D检测，融合胶乳法和ELISA法的特点，使检测时间缩短到30分钟。

③D-D定量法测定：胶乳法假阴性率（7.5%）高于其他方法，这是由于各种单克隆抗体的异质性以及试剂变异性较大所致。

④均需做阴性和阳性对照试验。

8.血液流变学检查

（1）检测方法：毛细管式黏度计法，圆筒式黏度计法，锥板式黏度计法。

（2）标本：肝素抗凝血。

（3）临床诊断价值和评价：TIA患者全血黏度、血浆黏度、血细胞比容、红细胞沉降率、红细胞聚集指数、红细胞沉降率方程K值均有升高，红细胞刚性指数无明显变化。

（4）方法学评价和问题：

①毛细管式黏度计适用于测量黏度较低的牛顿流体，如血浆、血清。其缺点是不适于测量非牛顿流体，如全血，精密度及重复性难以保证，在国际、国内的全血测试中已被淘汰。

②圆筒式黏度计适合测量各种流体在低切变率下的黏度。缺点是各切变率下的测量结果不稳定，检测效率低，不适合大批量的临床检验工作。

③锥板式黏度计优点：其一，既适合测量牛顿流体，又适合测量非牛顿流体，如全血、血浆；其二，精密度及重复性较高；其三，检测效率高。

④血液标本的采集与抗凝：其一，抽血时间一般为早晨且空腹；其二，抗凝剂以肝素为宜；其三，采血前1周内禁服阿司匹林类药物，3天内禁服影响血小板功能的药物，同时避免剧烈活动。

9.C-反应蛋白（CRP）

（1）检测方法：免疫散射比浊、ELISA方法及胶乳凝集法等。

（2）标本：血清。

（3）参考范围：0～8mg/L。注意：不同的厂家试剂所测定参考值有所不同。

（4）临床诊断价值、方法学评价、问题：CRP水平的升高与脑组织受损有关，CRP升高对治疗及估计预后有指导意义。CRP灵敏度在0～3mg/L检出时，就称为超敏CRP（hs-CRP）。

影响CRP的常见因素：①40岁以前男女CRP水平相当，40岁以后男性高于女性；②肥胖人群血清CRP一般较高；③吸烟者CRP浓度也较高，原因是吸烟影响血管内皮细胞功能使内皮功能失常，大量炎症因子产生，最终CRP分泌增高。

（二）特殊项目

1. 内皮素（ET）

（1）检测方法：放射免疫分析法。

（2）标本：10%EDTA-$K_2$30μL和400IU抑肽酶40μL抗凝血血浆。

（3）参考范围：（37.26±6.47）pg/mL。

（4）临床诊断价值、方法学评价、问题：①ET是目前所知作用最强、持续最久的缩血管多肽。人体中ET有ET-1、ET-2、ET-3三种基因表达，其中ET-1活性最强。②血管内皮细胞损伤在动脉硬化和血栓形成中起重要作用，而ET是血管内皮细胞损伤和血栓形成的分子标志物。③TIA和脑梗死患者血ET-1水平明显高于健康人，而脑梗死患者又明显高于TIA患者。④脑血栓形成后，ET与其受体结合后，激活电压敏感的L形钙离子通道，使细胞外钙离子内流；通过激活磷脂酶C水解磷脂肌醇，产生三磷酸肌醇，促使肌质内钙释放，最终导致细胞内钙离子超载，神经细胞损伤加重。⑤ET还可刺激兴奋性氨基酸的释放，加速缺氧区神经元细胞死亡，还能使微血管通透性增加，加重血栓区的脑水肿。放射免疫分析法测定内皮素具有敏感度较高、特异性较好、价格低廉等优点，但检测速度不快。

2. 溶血磷脂酸（LPA）

（1）检测方法：抽提比色法。

（2）标本：血浆。

（3）参考范围：（0.71±0.56）mmol/L。

（4）临床诊断价值、方法学评价、问题：LPA主要来自血小板和卵巢，在正常人血浆中浓度很低。一旦发生凝血，血小板被凝血酶活化，产生大量LPA，导致血中LPA水平大幅度升高。因此LPA是脑血栓形成早期所产生和释放的代谢中间产物和分子标志物，是最早的信号分子，标志血小板处于活化状态，可作为缺血性脑血管病的预警因子。TIA、脑梗死患者LPA均明显升高，且TIA明显高于脑梗死患者。抽提比色法受抽提剂和被抽提标本的类型及容积多少的影响较大，应严格按试剂盒说明书的比例操作。

3. 血小板CD62P

（1）检测方法：流式细胞仪法（FCM）。

（2）标本：血浆。

（3）临床诊断价值和评价：①CD62P属于选择素家族，主要存在于α颗粒膜上，为钙离子依赖蛋白，当血小板被活化后，CD62P选择素在血小板膜表面表达并释放到血中，故测定血浆或血小板表面的CD62P选择素可判断血小板被活化的情况。其作为血小板活化的标志物，能够比较准确地反映血小板活化功能状态。②TIA和脑梗死患者CD62P的表达明显高于健康人。③TIA在发展成脑梗死前后的一段时间内，血小板的功能异常活跃，其活化数量明显增加。脑梗死形成除与血小板活化功能亢进、血栓形成有关外，还与血管内皮损伤程度、血管内径及血流动力学改变有关。④血浆ET-1、LPA及血小板CD62P分别是血管内皮细胞损伤、血小板活化状态的分子标志物，在微小血栓形成中具有极其重要的作用。⑤联合检测TIA患者血浆ET-1、LPA及血小板CD62P水平对预测TIA的发展趋向，判断血栓形成，早期进行干预治疗和防止发生不可逆转性脑缺血具有重要临床意义，也可用于健康人群普查和高危人群筛查。

4. 组织型纤溶酶原激活物（t-PA）

（1）检测方法：发色底物法。

（2）标本：血浆。

（3）参考范围：（1.9±0.71）U/mL。

（4）临床诊断价值和评价：TIA患者急性期血浆t-PA活性明显降低。t-PA是一种丝氨酸蛋白酶，能将纤溶酶原转变为纤溶酶，后者分解纤维蛋白，阻止凝血过程的发展。t-PA主要受组织型纤溶酶原激活物快速抑制物（PAI）的快速、特异性抑制。血浆中t-PA和PAI对纤溶活动有重大的影响，两者的平衡是保证机体内血液正常流动的重要条件。TIA患者急性期PAI活性明显升高，t-PA活性明显降低，说明TIA患者急性期血浆纤溶系统活性下降，不能及时有效地溶解血管内附壁血栓，可能是TIA反复发作的一个重要因素。

5. 神经元特异性稀醇化酶（NSE）

（1）检测方法：放射免疫法、电化学发光FA法。

（2）标本：血清、脑脊液。

（3）临床诊断价值与评价：

①NSE是一种神经系统特异性蛋白质，主要存在于神经元细胞质中，脑组织损伤后NSE从缺血损伤的神经元细胞漏出，进入脑脊液和体循环。血清NSE的浓度在已发生影像学改变的脑出血、脑梗死等患者中会升高，在影像学上没有改变的短暂性脑缺血患者也会升高，提示NSE是表明神经元细胞损伤较敏感的标志物，同时也说明神经系统中神经元细胞对缺血缺氧最敏感。

②TIA患者血清中NSE浓度不仅明显增高，而且与病变的严重程度明显相关，检测TIA患者血清NSE浓度，对判断病情严重程度及指导临床治疗有重要的意义。

③检测脑脊液和血液中的NSE水平可反映神经元细胞损伤的程度。从临床角度来看，测定外周血中NSE浓度与测定脑脊液中NSE浓度相比具有操作简便、无并发症、可多次多时间段进行等优点。

6. 血小板活化因子（PAF）

（1）检测方法：高效液相色谱法。

（2）标本：枸橼酸钠抗凝血。

（3）临床诊断价值和评价：

①PAF是目前所发现的最强的血小板聚集诱导剂，在PAF作用下，血小板活化而聚集、发挥黏附作用，促进血栓形成。

②PAF是通过与细胞、组织中的受体结合而发挥效应的。除中性粒细胞、淋巴细胞、Kupffer细胞、巨噬细胞外，脑、肺、肝、肾等组织中都存在PAF受体。通过PAF受体拮抗剂拮抗或阻断其与受体结合，对TIA的治疗有重要意义。

7. 血栓烷B_2（TXB_2）

（1）检测方法：ELISA法。

（2）标本：$EDTA-K_2$抗凝血。

（3）参考范围：（127±48）ng/L。

（4）临床诊断价值和评价：TXA_2是很强的血小板聚集激活剂，导致血管收缩与血小板聚集，参与血栓形成。因此，测定TXA_2能反映体内血小板活化水平，但TXA_2在体内极不稳定，半衰期仅为37s，迅速降解为无活性的TXB_2，故通过检测稳定的代谢产物TXB_2来推断TXA_2的含量。TIA发生、发展时，TXA_2含量异常增高。

8. 血栓前体蛋白（TpP）

（1）检测方法：ELISA法。

（2）标本：枸橼酸钠抗凝血。

（3）参考范围：（2.78±0.76）mg/L。

（4）临床诊断价值和评价：

①血浆TpP含量测定作为血栓前状态和血栓病诊断的重要意义已受到临床广泛关注。血栓前体蛋白表面有抗原决定簇，从而有别于纤维蛋白原及其降解产物，被认为是最新开始用于临床预测TIA脑血栓形成的检测项目。

②TIA患者TpP明显升高（平均升高近6倍），随着发病时间的延长，TpP水平逐渐下降，但仍高于正常水平，经治疗后TpP水平很快下降，表明血栓形成的停止。TpP的检测可用于TIA的早期诊断，也可用于监测TIA的发生、发展过程以及评价治疗效果。

（三）应用建议

（1）TIA时首选血常规、血脂、血糖、血液流变学、血浆凝血酶原时间（PT）及比值INR、纤维蛋白原、D-二聚体检验项目，用以判断是否存在血液学异常。

（2）联合检测血浆ET-1、LPA及血小板CD62p水平对预测TIA的发展趋向、判断血栓形成、早期进行干预治疗和防止发生不可逆转性脑缺血具有重要临床意义，也可用于健康人群普查和高危人群筛查。

（3）判断神经元细胞是否损伤，建议开血清NSE检验申请报告单，如发现血清NSE增高，则应视为患者处于脑梗死高危状态，因此TIA患者应常规在起病后48小时内进行血清NSE检测。

（4）血小板活化因子参与血管通透性增加、脑血管微循环障碍、血栓形成等一系列病理过程，但需特殊仪器，且仪器价格昂贵，临床上少用，主要用于科研。

（5）实验数据联合心电图、CT、MRI、彩超、脑电图分析是TIA确诊的常用方法。

第二节 脑梗死

一、疾病概述

脑梗死（CI）是指局部脑组织（包括神经细胞、胶质细胞和血管）由于血液供应障碍而发生的坏死。缺血性脑卒中分型方法很多，临床上最常用的病因分型为TOAST分型。目前我国学者也提出中国缺血性卒中亚型。按照TOAST分型，将缺血性卒中分为大动脉粥样硬化型、心源性栓塞型、小动脉卒中、其他原因及不明原因型。对患者进行正确的分型有助于选择临床前期预防措施、指导治疗和判断卒中的预后。

（一）动脉粥样硬化血栓形成性脑梗死

动脉粥样硬化血栓形成性脑梗死是脑梗死最常见的类型，它是在颅内外供应脑部的动脉血管壁发生动脉粥样硬化、管腔狭窄和血栓形成的病理性改变的基础上，在血流缓慢、血液成分改变或血黏度增加等情况下形成急性血栓，致使血管闭塞。

本病诊断要点为年龄50岁以上，具有动脉粥样硬化、糖尿病、高血脂等危险因素者，既往有TIA史；大多在安静状态下发病，起病比较缓慢；部分患者症状可进行性加重或波动。意识多清楚，较少头痛、呕吐等高颅压症状；局灶损害症状及体征，如偏瘫、偏身感觉障碍、失语、共济失调等可以用某条颅内血管闭塞等解释。需要与少量脑出血相鉴别，还应与颅内占位性病变、散发性脑炎和脑寄生虫病等鉴别。

（二）脑栓塞

脑栓塞（CE）是指各种异常物体（固体、液体、气体栓子）随血流进入颅内动脉使血管急性闭塞，造成相应供血区域缺血坏死及脑功能障碍，约占缺血性卒中的15%，约2/3的栓塞复发均在第一次发病的1年之内。根据栓子来源可以分为心源性、非心源性和来源不明3类。脑动脉栓塞后，由其供应的脑组织发生缺血、缺氧、水肿和坏死。梗死后8小时脑组织灰白质界线不清，梗死区水肿，随后脑组织软化和坏死，1个月左右液化吸收，并形成瘢痕或空洞。小栓子引起脑血管痉挛，大栓子形成广泛脑水肿、颅内压增高，甚至可形成脑疝。此外炎性栓子还可引起局限性脑炎或脑脓肿等。

根据急骤发病、表现为全脑和局限性脑损害征象、有原发心脏或其他栓塞疾病背景、脑脊液正常等特点常可确诊。借助于头颅CT、MRI检查可与其他脑血管病鉴别。

（三）腔隙性脑梗死

腔隙性脑梗死是长期高血压导致脑深部穿通动脉闭塞引起的脑梗死，因坏死液化脑组织经巨噬作用移走形成腔隙，故称为腔隙性脑梗死。多位于底节、内囊、丘脑、脑桥，少数位于放射冠及脑室管膜下区。许多病灶位于功能静区，只有尸体解剖时才能明确。但现代影像技术已经使本病的诊断不再困难。

诊断要点：

（1）中年以后发病，且有长期高血压病史。

（2）临床症状符合上述腔隙性卒中典型表现之一者。

（3）实验室检查如脑电图、脑脊液及脑血管造影等无阳性发现。

（4）头颅CT及MRI检查证实与临床一致的腔隙病灶。

（5）预后良好、短期内有完全恢复可能。

鉴别诊断：本病应与脑血栓形成、脑栓塞和脑实质小出血灶鉴别。后者临床表现与本病相同，占脑出血10%，出血量0.3～10mL不等，仅能依靠CT或MRI检查明确诊断。

二、检验诊断

（一）常用项目

1.脑脊液细胞计数

（1）检测方法：显微镜计数法。

（2）标本：脑脊液。

（3）参考范围：正常人脑脊液（CSF）中白细胞数极少，成人为（0～5）×10^6/L，儿童为（0～15）×10^6/L，主要是淋巴细胞，偶见内皮细胞。

（4）临床诊断价值、方法学评价、问题：脑梗死急性期患者外周血白细胞总数增高主要是中性粒细胞增高，与病情严重程度成正比。脑梗死发病3～6小时中性粒细胞开始在梗死半球聚集，12~24小时达高峰，持续6~9天，因此，临床医生遇到急性期脑梗死患者CSF白细胞增高、中性粒细胞升高时，不能简单归之为微生物感染而滥用抗生素。显微镜计数法测定CSF细胞具有简单、快速、廉价的特点。

2. 血常规

（1）检测方法：自动血液分析仪法。

（2）标本：EDTA-K$_2$抗凝全血。

（3）临床诊断价值、方法学评价、问题：脑梗死发生时，患者血液WBC总数和中性粒细胞数会很快升高，血小板数一般会减少。自动血液分析仪法测定血细胞具有简单、快速、灵敏、特异、重复性高的特点。

3. 葡萄糖

（1）检测方法：葡萄糖氧化酶-过氧化物酶法，己糖激酶法。

（2）标本：血清。

（3）参考范围：空腹血糖（FPG）3.9~6.1mmol/L（70~110mg/dL）。

（4）临床诊断价值、方法学评价、问题：

①高血糖会促进脑梗死，空腹血糖>10mmol/L可作为脑梗死进展的预测指标。

②血糖水平越高脑梗死预后越差，尤其是合并糖尿病的患者，预后更不良，因此早期控制血糖，对于其预后有重要影响，值得临床医生重视。

③葡萄糖定量测定的常规方法有氧化还原法、芳香胺缩合法和酶法三大类，而己糖激酶法特异性更好，是测定葡萄糖的参考方法。

④标本应尽快离心分离细胞，不然会因细胞消耗而使血糖浓度下降；严重溶血（Hb 2~5.12g/L）使红细胞内有机磷酸酯及一些酶类释放，消耗NADP$^+$，可致葡萄糖测定值下降6.6%~32%。

4. 血脂

（1）检测方法：自动生化分析仪法。

（2）标本：血清。

（3）临床诊断价值和评价：

①目前认为血清TC、LDL-C增高为脑梗死的危险因素之一。

②血清TG、TC水平异常是脑梗死发病及病情严重程度的一个独立危险因素。

5. C-反应蛋白（CRP）

（1）检测方法：免疫比浊法。

（2）标本：血清或全血。

（3）参考范围：<8mg/L。

（4）临床诊断价值、方法学评价、问题：脑梗死各亚型患者血清CRP水平均有不同程度的增高，其中大动脉粥样硬化型和心源性栓塞型血清CRP水平最高。

6. 纤维蛋白原（Fg）

（1）检测方法：自动血凝分析仪法。

（2）标本：枸橼酸钠抗凝血血浆。

（3）参考范围：成年人2~4g/L；新生儿1.25~3g/L。

（4）临床诊断价值和评价：急性期Fg含量或活性水平升高，PT、APTT在正常范围内。

7. D-二聚体

（1）检测方法：胶乳凝集法或酶联免疫吸附试验法（ELISA）。

（2）标本：109mmol/L的枸橼酸钠抗凝血血浆。

（3）参考范围：阴性或<0.25mg/L。

（4）临床诊断价值和评价：脑梗死患者血浆D-二聚体水平增高。

8. 抗凝血酶-Ⅲ活性（AT-Ⅲ：A）

（1）检测方法：AT-Ⅲ：A测定的方法有凝胶空斑法、凝固法、发色底物法。

（2）标本：109mmol/L枸橼酸钠抗凝血血浆。

（3）参考范围：（108.5±5.3）%。

（4）临床诊断价值、方法学评价、问题：脑梗死患者抗凝血酶-Ⅲ活性降低。检测存在的问题如下：

①血浆中过高的纤维蛋白（原）降解产物及肝素抗凝治疗等，会使AT-Ⅲ活性假性偏高。

②严重脂浊、黄疸、溶血标本，会使AT-Ⅲ活性假性偏低。

③标本应及时分离，血浆于-20℃以下低温保存待检，取出后应立即在37℃水浴复融。

9. 血小板功能检测

（1）血小板聚集功能：

①检测方法：血小板聚集试验（PAgT）的检测方法有比浊法、循环血小板聚集体检测、体外自发性血小板聚集体检测。

②标本：枸橼酸钠抗凝血血浆。

③参考范围：如表2-2所示。

表2-2　中国医学科学院血液研究所常用的体外诱导剂测得的MAR参考值

体外诱导剂	最大聚集率（MAR）
11.2μmol/L ADP液	53%~87%
5.4μmol/L 肾上腺素	45%~85%
20mg/L 花生四烯酸	56%~82%
1.5g/L 瑞斯托霉素	58%~76%

体外诱导剂	最大聚集率（MAR）
20mg/L胶原	47% ~ 73%

临床诊断价值、方法学评价、问题：脑梗死血小板聚集功能增高。本试验是临床上常用的项目，在一般疾病的诊断中，以至少使用两种诱导剂为宜。

（2）血小板黏附功能：

①检测方法：将离体新鲜全血同玻璃接触一定时间后，计数接触前、后的血中血小板数，得出血小板黏附率。

②标本：109mmol/L枸橼酸钠抗凝血。

③参考范围：如表2-3所示。

④临床诊断价值和评价：脑梗死患者血小板黏附功能增高。

⑤方法学评价和问题：易受人为因素的影响，如血小板计数的准确性等。

表2-3　血小板黏附试验在不同检测方法中的参考范围

检测方法	参考范围
玻璃珠柱法	53.9% ~ 71.1%
玻璃漏斗法	21.0% ~ 42.8%
旋转玻球法（12mL玻瓶）	男性28.9% ~ 40.9%
	女性34.2% ~ 44.6%

（二）特殊项目

1.内皮细胞损伤标志物

（1）内皮素（ET）：

①检测方法：放射免疫分析法。

②标本：10%EDTA-$K_2$30μL和400IU抑肽酶40μL抗凝血血浆。

③参考范围：（37.26±6.47）pg/mL。

④临床诊断价值和评价：脑梗死患者血浆内皮素明显升高。ET可能由下丘脑合成，ET为神经肽物质对脑血管有收缩作用，并促进血栓素A_2的释放，两者有强烈的协同作用，可导致严重的脑循环紊乱。

（2）血栓调节蛋白（TM）：

①检测方法：Ag测定采用放射免疫法，TM活性测定采用发色底物法。

②标本：109mmd/L枸橼酸钠抗凝血（抗凝剂：血=1：9）。

③参考范围：血浆TM，Ag20 ~ 35ng/mL，血浆TM活性（94±26）%。

④临床诊断价值和评价：TM又称为凝血酶调节蛋白，是凝血酶的受体。它由血管内

皮细胞合成，位于内皮细胞膜表面，并与凝血酶结合形成复合物，从而使蛋白C活化。TM与蛋白C、蛋白S、活化蛋白C抑制物组成蛋白C系统，而起抗凝作用。脑梗死患者血浆TM明显增高。

2. S-100蛋白

（1）检测方法：放射免疫法（RIA）、ELISA法。

（2）标本：EDTA-K$_2$抗凝血血浆。

（3）参考范围：（0.31±0.03）μg/L。

（4）临床诊断价值、方法学评价、问题：

①S-100蛋白分为S400a、S-100b和S-100ao3种基本亚型。S-100b（以下简称为S100）在脑组织中含量最多，主要存在于星形胶质细胞和施万细胞中。S100蛋白升高提示有严重缺血区胶质细胞损伤，当S100蛋白水平达到最高时，脑组织的形态已发生不可逆损伤。

②患者血浆中S100的浓度在发病当天即开始升高，第1～3天达高峰，尤以第3天最明显。梗死面积越大，S100浓度升高越明显，蛋白浓度恢复正常所需要的时间也越长。

③S100浓度在脑叶梗死中最高，在脑干梗死中浓度最低。

④S100的常用测定方法有放射免疫法（RIA）和ELISA法两种，RIA法有放射性污染，而ELISA无放射性污染，并且灵敏度较高、操作简便、重复性好，因此更为常用。

3. 髓鞘碱性蛋白（MBP）

（1）检测方法：放射免疫法（RIA）、ELISA法。

（2）标本：EDTA-K$_2$抗凝血血浆。

（3）参考范围：（1.51±0.39）μg/L。

（4）临床诊断价值和评价：

①MBP是组成中枢神经系统髓鞘的主要蛋白质，约占髓鞘蛋白质总量的30%，分为中枢型和周围型两种类型，中枢型存在于中枢神经系统，由少突胶质细胞合成和分泌，蛋白质含量最高；周围型由施万细胞合成和分泌，存在于周围神经髓鞘膜中，中枢型和周围型无交叉免疫反应。

②梗死面积越大，脑梗死早期MBP浓度升高越明显，蛋白浓度恢复正常所需要的时间也越长。MBP脑叶梗死中的浓度最高，在内囊梗死中的浓度最低。

③脑梗死后MBP浓度升高的时间比S100稍晚（第5～7天），从这一点来讲，它不是理想的标志物，但对于基层缺乏影像设备的医院，尤其是由于种种原因未能及时就诊的患者仍不失为一种较好的指标。

4. 血浆同型半胱氨酸（HCY）

（1）检测方法：酶免疫化学发光法。

（2）标本：EDTA-K$_2$抗凝血血浆。

（3）参考范围：正常值≤15μmol/L。

（4）临床诊断价值、方法学评价、问题：

①高同型半胱氨酸血症是脑梗死的独立致病因素。叶酸（FA）、维生素B_{12}和维生素B_6是HCY代谢过程中重要的辅助因子，缺乏可导致高同型半胱氨酸血症。脑梗死血浆HCY水平与维生素B_{12}和FA呈负相关，故采取补充叶酸、维生素B_{12}和维生素B_6可能有助于降低血HCY水平，达到治疗脑梗死及预防复发的目的。

②吸烟、高龄、高蛋氨酸饮食、药物（如甲氨蝶呤、苯妥英钠、卡马西平、左旋多巴等）和其他疾病（如肾功能衰竭、糖尿病、银屑病、白血病等）均可导致血浆总HCY的增高。

5. 神经元特异性烯醇化酶（NSE）

（1）检测方法：放射免疫法、电化学发光法。

（2）标本：血清。

（3）临床诊断价值和评价：脑梗死患者急性期血清NSE水平明显升高；脑卒中患者发病后不同时间血清NSE水平有明显动态变化，脑缺血后24小时内NSE明显升高，3～5天内达高峰，7～14天后逐渐下降；且NSE水平与脑梗死容积及脑出血量呈明显正相关。NSE水平与脑损伤程度成正比，NSE水平越高，脑卒中病情越重，通过动态检测NSE水平，有助于临床判断脑损伤严重程度，及时观察病情变化，指导临床有效的治疗。

6. 纤溶活化标志物

（1）组织型纤溶酶原激活剂（t-PA）活性：

①检测方法：发色底物法。

②标本：109mmol/L枸橼酸钠抗凝血血浆。

③参考范围：（1.9±0.71）U/mL。

④临床诊断价值和评价：脑梗死患者血浆t-PA活性降低。

（2）纤溶酶原激活剂抑制物-1活性（PAI-1）：

①检测方法：发色底物法。

②标本：109mmol/L枸橼酸钠抗凝血血浆。

③参考范围：（6.4±2.6）U/mL。

④临床诊断价值和评价：初次脑梗死及再次脑梗死的患者急性期血浆PAI-1活性均显著升高；初次梗死患者恢复期可回落至正常水平，而再梗死患者仍维持高活性水平，表明PAI-1对再梗死的发病起着一定的作用。

（三）应用建议

（1）脑梗死血栓形成期实验室检查极为重要，它可早期预报脑梗死情况，而已经出现脑梗死时，CT等影像学检查则更直观。脑梗死时实验室检查的重点在于出凝血项目，而凝血项目应侧重于D-二聚体和纤维蛋白原（Fg）。

（2）一般检查项目中除血小板黏附功能外，其他均可作为首开单申请检验。

（3）特检项目S400蛋白，HCY为首选检测项目。

（4）高度深静脉血栓形成或肺栓塞风险的患者，建议给予低剂量皮下肝素或低分子量肝素治疗，此时除凝血常规PT、INR、APTT、FIB外，建议加测TT及抗凝血酶–Ⅲ活性（AT–Ⅲ：A），用以检测肝素用量。

第三节　脑出血

一、疾病概述

脑出血是指原发性非外伤性脑实质内出血，占全脑卒中的10%～30%。

（一）诊断

诊断根据活动或情绪激动时突然发病，迅速出现头痛、呕吐、意识障碍及偏瘫、失语等脑部局灶体征，头颅CT检查发现高密度病灶，多可明确脑出血的诊断。此外，还应尽可能明确病因，以利治疗。以下为常见的病因及诊断线索。

1. 高血压性脑出血

50岁以上者多见，有高血压病史，常见的出血部位是壳核、丘脑、小脑和脑桥。

2. 脑淀粉样血管病

多见于老年患者或家族性脑出血的患者，多无高血压病史，常见的出血部位是脑叶，病灶多发或复发者更有助于诊断。

3. 脑血管畸形出血

年轻人多见，常见的出血部位是脑叶，影像学可发现血管异常影像。

4. 抗凝治疗所致脑出血

近期应用抗凝剂治疗，常见脑叶出血，多有继续出血的倾向。

5. 溶栓治疗所致脑出血

近期曾应用溶栓药物，出血多位于脑叶或原有的脑梗死病灶附近。

（二）鉴别诊断

需要与以下疾病相鉴别。

1. 脑梗死

小量脑出血的临床表现与脑梗死非常雷同，大面积脑梗死引起的严重表现也酷似脑出血，仅仅通过症状和体征难以鉴别。尽早进行头颅CT扫描容易鉴别。

2. 蛛网膜下腔出血

可表现为头痛、呕吐、意识障碍、脑膜刺激征。其与脑出血的鉴别点在于蛛网膜下腔出血一般没有局限性神经功能障碍，但如果蛛网膜下腔出血合并动脉痉挛导致局限性神经功能障碍者，则不易与脑出血鉴别。头颅CT扫描易鉴别。

3. 高血压脑病

表现为血压突然急剧升高并伴有明显的头痛、呕吐、眩晕、视盘水肿，甚至有意识障碍等；其与脑出血有时不易鉴别。但主要的区别在于高血压性脑病没有明确的局限性神经功能障碍。降血压治疗后症状明显好转，CT扫描可明确。

4. 脑瘤卒中

脑瘤卒中即脑恶性肿瘤发生的出血，其主要区别在于新鲜血肿周围在CT扫描上显示明显的水肿，而一般的脑出血早期水肿不明显。增强CT或增强MRI扫描可发现颅内肿瘤。

5. 中毒与代谢性疾病

突发的大量脑出血导致患者迅速进入深昏迷状态，未及见到明显的局限性神经功能障碍表现，与中毒或严重代谢性疾病相似。主要从病史、相关实验室检查寻找线索，头颅CT可以确定有无脑出血。

二、检验诊断

（一）常用项目

1. 脑脊液常规

（1）检查指征：疑诊小脑出血者不主张腰穿。但在不具备CT检查条件，且临床无明显颅内压增高表现者可进行，须注意脑疝风险。

（2）压力及外观：脑出血后颅内压力多数增高。由于血液从脑实质内破入脑室系统与蛛网膜下腔，在发病后6小时，80%脑脊液呈均匀血性，但脑出血不一定均流入脑室与蛛网膜下腔，约20%的局限性脑出血患者脑脊液外观也可正常，脑脊液中无红细胞。脑出血后24小时，由于含氧血红蛋白还原为胆红素，故脑脊液开始变黄，通常在出血后36~48小时黄变达高峰。腰穿损伤所致的脑脊液并非均匀血性，起初血性较浓，逐渐变淡变清。其离心的上清液不含粉红色或黄色（无黄变征），联苯胺试验阴性。

（3）细胞计数及分类：脑出血后最初几小时，脑脊液白细胞计数与红细胞计数与正常血液比例相当，以红细胞数与白细胞数之比为700∶1的关系，估算出血带入脑脊液的白细胞数。由于脑膜对血液刺激的炎症反应，出血后数小时白细胞计数相对升高，炎性反应早期可见多形核细胞及淋巴细胞，晚期则全为淋巴细胞。

（4）蛋白测定：脑内出血脑脊液蛋白通常升至100mg/L以上，是由于红细胞溶解释放出血红蛋白与出血后渗出反应所致。

2. 一期止血缺陷的诊断实验

（1）检测目的：排除止血异常导致的脑出血。

（2）检测方法：自动血液细胞分析法、显微镜观察、束臂压迫法、计时法。

（3）标本：EDTA-K$_2$抗凝全血（自动血液细胞分析法）、人体手臂（束臂压迫法）、手指（计时法）。

（4）临床诊断价值和评价：如表2-4、表2-5所示。

表2-4　血小板数量异常检查方法及价值

类别	试验名称	异常所示主要缺陷
一般项目	①毛细血管脆性试验	血小板数量或质量
	②出血时间	血小板数量或质量
	③血块收缩试验	血小板数量或质量
血小板数量	①血小板计数	血小板数量
	②外周血巨核细胞	外周血巨核细胞数量
血小板形态	①外周血血小板观察	血小板大小、形态
及生成	②骨髓涂片	巨核细胞数量、形态
	③血小板平均体积	血小板大小及年龄、代谢状态
	④血小板相关抗体（PAIg）	血小板免疫性破坏情况

表2-5　诊断血小板功能异常的实验价值

类别	试验名称	异常所示主要缺陷
黏附功能	①玻璃球黏附试验	血小板黏附功能
	②玻璃柱黏附试验	血小板黏附功能
聚集功能	①常用诱聚剂聚集试验	血小板聚集功能
	②某些特殊诱聚剂聚集试验	血小板聚集功能
	③自发聚集试验	血小板聚集功能
释放功能	①ATP释放试验	血/嫩ATP含量及释放能力
	②血小板5-HT含量	血小板5-HT含量及释放能力
	③血浆血小板球蛋白	血小板β-TG含量及释放能力
	④血小板第4因子（PF$_4$）	血小板活化程度
	⑤血小板凝血酶敏感蛋白（TSP）	血小板TSP含量及释放能力
	⑥血小板α颗粒膜蛋白（GMP-140）	血小板活化程度
凝血功能	血小板第3因子（PF$_3$）有效性	血小板凝血活性

3. 二期止血缺陷的诊断实验

（1）检测目的：通过测定APTT、PT和凝血因子，排除出凝血系统尤其是内源性凝血系统异常所致的脑出血。

（2）检测方法：自动血凝仪分析法。

（3）标本：109mmol/L枸橼酸钠抗凝全血血浆。

（4）临床诊断价值、方法学评价、问题：

①APTT延长，PT正常：多数见于内源性凝血途径中一个或几个凝血因子缺乏，常见于血友病A（缺因子Ⅷ）、血友病B（缺因子Ⅸ）和因子Ⅺ缺乏等。

②APTT正常，PT延长：多数见于外源性凝血途径中的因子Ⅶ缺乏，常见于遗传性因子Ⅶ缺乏症。

③APTT延长，PT延长：多数见于共同凝血途径中一个或几个凝血因子缺乏，常见于遗传性或获得性因子Ⅹ、Ⅴ、Ⅱ、Ⅰ缺乏，以及肝病出血、循环抗凝物质和DIC等。

④APTT正常，PT正常：应考虑因子Ⅷ的遗传性或获得性缺乏。

⑤在利用影像学方法无法排除脑出血原因时，凝血项目的检查就极其重要，尤其是凝血因子的检查。

（5）诊断血友病A、B所致的脑出血检测项目的优选组合：

①APTT延长，PT正常。

②BT和PLT正常。

③FⅧ：C或FⅨ：C水平减低。

④vWF：Ag正常。

⑤因子Ⅷ或因子Ⅸ基因检查。

⑥血友病A或B携带者和产前基因诊断。

4. 纤维蛋白原

（1）检测方法：自动血凝分析仪法。

（2）标本：109mmol/L枸橼酸钠抗凝全血血浆。

（3）参考范围：成年人2～4g/L；新生儿1.25～3g/L。

（4）临床诊断价值和评价：脑出血患者纤维蛋白原含量减少。

（二）特殊项目

1. 纤溶酶原（PLG）

（1）检测方法：发色底物法，免疫浊度法。

（2）标本：血浆。

（3）参考范围：纤溶酶原活性（PLG：A）5%～140%；纤溶酶原抗原（PLG：Ag）0.19～0.25g/L。

（4）临床诊断价值和评价：脑出血患者纤溶酶原活性及纤溶酶原抗原含量增高。

2.基质金属蛋白酶（MMP）

（1）检测方法：底物胶电泳酶谱法、酶联免疫法和高效液相色谱法。

（2）标本：血浆或血清。

（3）参考范围：MMP3酶联免疫分析（ELISA）法10～200μg/L。

（4）临床诊断价值和评价：基质金属蛋白酶（MMP）是一类由卒中后促炎因子激活的基质降解酶。发病后24小时内，MMP9水平与出血水肿有关，而24～48hMMP3水平与出血死亡风险有关，两者均与出血血肿残腔容积相关。

3.α₂-纤溶酶抑制物抗原和活性

（1）检测方法：双抗夹心ELISA法、发色底物法。

（2）标本：血浆。

（3）参考范围：（66.9±15.4）mg/L（抗原），（95.6±12.8）%（活性）。

（4）临床诊断价值和评价：纤溶活性亢进亦可导致脑出血病。α₂-纤溶酶抑制物抗原和活性降低常见于原发性和继发性纤溶亢进，此时脑出血风险增加。

4.组织型纤溶酶原激活剂（t-PA）

（1）检测方法：发色底物法（活性），双抗夹心ELISA法（抗原）。

（2）标本：血浆、组织提出物。

（3）参考范围：（1.90±0.71）U/mL（活性），1～12μg/L（抗原）。

（4）临床诊断价值和评价：原发性纤维蛋白溶解症时，t-PA升高。DIC引起的脑出血时t-PA抗原含量及活性均增高。

5.抗血栓治疗所致出血的检测项目

（1）检测方法：自动血液分析仪法、自动血凝分析仪法。

（2）标本：EDTA-K₂抗凝全血、枸橼酸钠抗凝血。

（3）临床诊断和评价：抗血栓治疗如口服华法林、使用低分子肝素等所致的脑出血，以下项目的优化检测就具有重要意义。

①抗血小板治疗（常用阿司匹林、噻氯匹定等）的检测。检测项目特点：其一，BT延长不超过正常值的一倍；其二，PLT不低于50×10⁹/L；其三，血小板聚集试验（PAgT）的最大振幅不低于用药前的50%。

②口服抗凝剂（常用华法林、新抗凝等）的检测。检测项目特点：其一，PT-INR在2.0～3.0（中国人以2.0～2.5为宜）；其二，PTR不超过1.5（正常值1.00±0.05）。

③肝素治疗（常用普通肝素和低分子量肝素）的检测。检测项目特点：普通肝素使APTT维持在正常对照值的2.0～2.5倍。

④溶栓治疗（常用SK、UK和t-PA等）的检测，检测项目特点：其一，Fg在

1.25～1.5g/L；其二，TT是正常对照值的2.0～2.5倍；其三，FDP300～4 000mg/L。

⑤普通肝素使用检测：浓度测定维持在0.2～0.5U/mL较宜。

⑥LMWH：抗凝因子Ⅹa测定，使其维持在0.3～0.8U/mL较宜。

6. S-100蛋白

（1）检测方法：ELISA法。

（2）标本：脑脊液、血清。

（3）临床诊断价值和评价：急性出血性脑血管病患者血浆中S-100在发病早期（1～3天）的浓度均高于对照组，第3天达到高峰，而15天后的浓度和对照组无明显差别，因此S-100可作为中枢神经系统损伤后预后的生化标志物。

（4）方法学评价和问题：ELISA法测定S100的浓度，灵敏度较高、操作简便、重复性好，但试剂盒价格昂贵，常规应用受到限制。

7. 神经肽

（1）检测方法：放射免疫法（RIA）。

（2）标本：含EDTA-K$_2$和抑肽酶的抗凝血血浆。

（3）参考范围：如表2-6所示。

表2-6 几种神经肽物质参考范围

神经肽物质	参考范围（pg/mL）
β-EP	9.9±4.6
NPY	106.4±25.90
NT	48.85±15.29

（4）临床诊断价值和评价：神经肽是生物体内的一类生物活性多肽，大多分布在神经组织，也可存在于其他组织，按其分布不同分别起递质或激素作用。

①β-内啡肽（β-EP）：是由31个氨基酸组成的内源性阿片肽，广泛存在于中枢神经系统中，并具有多种生理作用和病理效应。近年来发现，β-EP与中枢神经系统（CNS）损伤有关，同时还参与了卒中后脑水肿的发生与发展，是加重继发性神经系统损伤的因素之一。

②神经降压肽（NT）：由13个氨基酸组成的生物活性多肽，主要通过促进组胺和5-羟色胺的释放引起强烈的舒血管及降压作用。据动物实验研究表明，脑室注射NT可使血管平滑肌舒张，血压下降，同时可增加血管通透性，使血浆渗出，从而加重脑水肿，动态测定血浆NT水平有助于脑出血病情、脑水肿程度、出血量大小及预后的判断。

③神经肽Y（NPY）：为36个氨基酸组成的多肽，属交感神经分泌的具有强烈收缩血管作用的多肽。脑出血，NPY引起血管收缩，使血压进一步升高，可导致继续出血和血肿扩大，并加重周围组织缺血缺氧。

（三）应用建议

（1）脑出血治疗过程应特别注意血气、血电解质、血常规、出凝血常规4项检查（PT、APTT、FIB、TT）。

（2）疑血小板功能异常所致脑出血检验项目：血小板聚集试验、血小板黏附试验、血小板释放试验、出血时间（BT，出血时间测定器法）、血小板计数。

（3）疑抗凝剂治疗所致脑出血建议检查项目：

①口服华法林：PT检查即可，观察国际标准化比率（INR）。

②肝素及其他抗凝剂治疗：凝血常规四项（PT、APTT、FIB、TT）、抗凝因子Ⅶa、Ⅹa测定。

（4）血友病性脑出血检验组合开单：APTT、PT、BT、PLT计数、FⅧ：C、FⅨ：C、vWF：Ag、Ⅷ因子及Ⅸ因子基因检查。

（5）血肿发生时，金属蛋白酶等特殊项目检测也很必要。

（6）对中青年患者还应询问饮酒、毒品、妊娠等问题，必要时进行吗啡、乙醇、HCG检测，以排除可卡因滥用，过度饮酒及异位妊娠引起的出血。

第四节　蛛网膜下腔出血

一、疾病概述

原发性蛛网膜下腔出血（SAH）是多种病因所致脑底部或脑及脊髓表面血管破裂的急性出血性脑血管病。

（一）辅助检查

头颅CT检查，安全敏感，可显示蛛网膜下腔内高密度影。脑血管造影（DSA）是诊断颅内动脉瘤最有价值的方法，可以显示动脉瘤的位置、大小、与载瘤动脉的关系、有无血管痉挛等。经颅超声多普勒（TCD）动态检测颅内主要动脉流速，及时发现脑血管痉挛倾向和痉挛程度。

（二）诊断

根据突然发生的剧烈头痛、恶心、呕吐和脑膜刺激征阳性的临床表现，无局灶性神经缺损体征，伴或不伴意识障碍；头颅CT发现沿着脑沟、裂、池分布的出血征象，脑脊液呈均匀一致血性、压力增高，可以确诊。数字减影血管造影可查找动脉瘤及动静脉畸形、烟雾病等其他病因。

（三）鉴别诊断

需要与以下疾病相鉴别。

1. 脑出血

据头颅CT容易鉴别。

2. 颅内感染

可有头痛、呕吐、脑膜刺激征，但颅内感染多呈慢性或亚急性起病，有前驱发热或全身感染征象。脑脊液检查呈明显的炎性改变，脑CT扫描提示蛛网膜下腔没有血性高密度影。

3. 脑肿瘤

少部分脑肿瘤患者可发生瘤卒中，形成瘤内或瘤旁血肿并合并SAH；癌瘤颅内转移、脑膜癌或中枢神经系统白血病也可见血性脑脊液。根据详细病史和头颅CT以及MRI可以鉴别。

4. 偏头痛

可有剧烈头痛和呕吐。多长期反复发作，查体无脑膜刺激征，头颅CT及脑脊液检查没有异常发现。

二、检验诊断

（一）常用项目

1. 血常规

（1）检测方法：自动血液细胞分析仪法。

（2）标本：EDTA-K_2抗凝全血或皮肤采末梢血。

（3）临床诊断价值和评价：SAH部分患者初期外周血中白细胞可增高，且多伴核左移现象。SAH伴脑血管痉挛的患者外周血白细胞明显增高，其与脑损伤程度及近期预后密切相关，是患者预后不良的标志之一。

2. 脑脊液常规

（1）脑脊液压力：发病后腰椎穿刺脑脊液压力绝大多数升高，多为2.0～2.9kPa（204～296mmH$_2$O），甚至高达3.0kPa（306mmH$_2$O）以上，也有个别患者由于血块阻塞了蛛网膜下腔而脑脊液压力降低。

（2）外观：呈现血性，SAH后第1小时腰穿脑脊液可见均匀的红细胞，无凝块。出血后2小时，红细胞破坏，出现氧合血红蛋白，离心后上清液呈红色或橘红色，且对联苯胺起反应。起病24h后由于氧合血红蛋白降解为胆红素，脑脊液呈黄红色或黄色，迅速凝固的血性脑脊液多为腰穿损伤出血。

（3）红细胞计数：连续观察脑脊液通常有红细胞逐渐减少，脑脊液中红细胞消失时间长短不一，多数为6~20天。

（4）白细胞计数：在出血后不久，白细胞与红细胞计数相称，每700个红细胞有1个白细胞。由于脑膜对血液刺激的炎症反应，出血后数小时非炎症性白细胞出现，2~3天达高峰，可高达0.5×10^9/L，在炎症反应的早期多为中性粒细胞及淋巴细胞，1周左右中性粒细胞消失，脑脊液变黄，可见含铁血黄素吞噬细胞。

（5）脑脊液蛋白测定：SAH的脑脊液中蛋白含量增高，可达1.0g/L，是由于红细胞溶解释放出血红蛋白与出血后渗出反应。出血后8~10天蛋白量增高最多，以后逐渐下降。

（6）葡萄糖及氯化物：多在正常范围内。

（7）pH：SAH后脑脊液中乳酸增加导致pH降低（7.21~7.41），有人认为pH低于7.3以下者预后较差。

3.纤维蛋白原

（1）检测方法：Clauss法（凝血酶法）、免疫法、比浊法。

（2）标本：109mmol/L枸橼酸钠抗凝血（抗凝剂∶血=1∶9）。

（3）参考范围：成年人2~4g/L，新生儿1.25~3g/L。

（4）临床诊断价值和评价：SAH患者存在一过性血浆Fg水平升高，其高峰在发病后7天，随后下降，提示SAH后凝血系统被激活，造成血液短暂高凝状态。

4.D-二聚体（D-D）

（1）检测方法：胶乳凝集法或酶联免疫吸附试验法。

（2）标本：109mmol/L枸橼酸钠抗凝血血浆。

（3）参考范围：阴性或<0.25mg/L。

（4）临床诊断价值、方法学评价、问题：

①急性期D-D水平显著升高，并随病程延长而显著降低，至吸收期降至正常水平。监测血中D-D水平可作为临床合理应用抗纤溶药物的指标。

②待检血浆用枸橼酸钠、EDTA-K_2和肝素等抗凝剂均可，但抗凝剂量不应超过血液总体积的10%。

③D-D胶乳凝集法及金标法，测定方便，但不能定量。

5.脑脊液铁蛋白

（1）检测方法：常用化学发光法和放射免疫法。

（2）标本：脑脊液。

（3）临床诊断价值、方法学评价、问题：SAH时血液流至蛛网膜下腔，红细胞破坏后，铁蛋白释放至脑脊液，使脑脊液铁蛋白含量增高。SAH脑脊液铁蛋白含量在起病3~7天开始逐渐增高，至2周达高峰，第3周有所下降。在发病3天内，CT、脑脊液检查发现红细胞的阳性率高，脑脊液铁蛋白的阳性率低，故在发病初期应首选CT、脑脊液这两项检。起病1周后CT、脑脊液红细胞阳性率逐渐下降，而脑脊液铁蛋白含量在1周后开始逐明显增高，脑脊液铁蛋白的检测可弥补后期CT、脑脊液红细胞检查阳性率低的不足。此，在起病1周后应考虑把检测脑脊液铁蛋白作为诊断SAH的重要方法。脑脊液铁蛋白Hunt分型各型间比较有显著差异，病情越严重，铁蛋白含量越高，因此铁蛋白的检测可为衡量病情轻重和出血量的参考指标。

6. 脑脊液清蛋白/血清清蛋白比值

（1）检测方法：溴甲酚绿（BCG）法。

（2）标本：脑脊液、血清。

（3）参考范围：新生儿<25，一个月<15，6个月～15岁<5，15～40岁<7，40～60<8。

（4）临床诊断价值、方法学评价、问题：

①脑脊液清蛋白/血清清蛋白比值的检测是反映脑膜、血脑屏障损害程度的指标，脑脊清蛋白/血清清蛋白比值在起病3天开始增高，第1～2周达到较高水平，第3周有所下降。

②脑脊液清蛋白/血清清蛋白比值在Hunt分型各型间比较有显著差异，病情越严重，直越高，其检测可作为衡量病情轻重的参考指标。

③血清清蛋白测定方法主要是溴甲酚绿（BCG）法和溴甲酚紫（BCP）法，1985年IO将BCG法作为推荐方法。

④溴甲酚紫法兼有溴甲酚绿法的主要优点，但是BCP与牛、猪等动物血清清蛋白反应交与人的反应性低，显色浅，因而无法使用动物来源的质控血清；另外发现该法测定血台疗患者、肾移植患者等的血清清蛋白偏低，因此其应用受限。免疫学测定法和电泳法导性较好，但是成本较高或费时较多。

（二）特殊项目

1. 神经元特异性烯醇化酶（NSE）

（1）检测方法：时间分辨荧光免疫分析法、放射免疫法。

（2）标本：血清。

（3）临床诊断价值、方法学评价、问题：动态检测SAH患者血清NSE的含量，发现情较轻的Hunt分级Ⅰ、Ⅱ级的患者，发病3天内血清NSE与对照组相比没有显著差异；、7天时较对照组轻度升高。而Ⅲ、Ⅳ、Ⅴ级的患者在所有检测时间点均显著升高，其峰值出现在第2周，说明血清NSE可以反映SAH患者的病情严重程度及其演变过程。血清与患者的预后相关，血清NSE极度升高的患者预后差，血浆NSE较低者预后较好。

2. 脑脊液一氧化氮（NO）

（1）检测方法：ELISA法。

（2）标本：脑脊液。

（3）临床诊断价值和评价：脑脊液中NO浓度的降低与症状性脑血管痉挛的发生与续时程一致，说明其浓度变化与脑血管痉挛有关。患者脑脊液中红细胞数越高其NO度越低，而血管痉挛的发生率越高。

3. 内皮素（ET）

（1）检测方法：放射免疫法（RIA）。

（2）标本：10%EDTA-K$_2$30μL和400IU抑肽酶40μL抗凝血血浆。

（3）参考范围：（37.26±6.47）pg/mL。

（4）临床诊断价值和评价：

①多数研究表明，ET在SAH疾病的进展中起到重要的作用，特别是与CVS及疾病的坏等都有密切联系。

②ET作为一种内源性致病因素，在SAH疾病的发展中及CVS的发生中起到重要用，监测SAH患者血浆中ET含量变化，对SAH疾病的发展、转归及预后的推测等均有推意义。

4. 蛋白激酶C（PKC）

（1）检测方法：凝固法、发色底物法。

（2）标本：109mmol/L枸橼酸钠抗凝血血浆。

（3）临床诊断价值和评价：PKC是一种钙/磷依赖性蛋白激酶，广泛存在于各种细中。正常情况下，PKC几乎都以无活性的形式存在于细胞质中，当受到外界刺激时，被激活而发挥其作用。最近的研究发现，PKC在SAH后迟发性脑血管痉挛（CVS）中起到重要的作用。

5. 纤溶酶原激活物抑制剂-1活性（PAI-1：A）测定

（1）检测方法：发色底物法。

（2）标本：109mmol/L枸橼酸钠抗凝血血浆（抗凝剂：血=1：9）。

（3）参考范围：（6.4±2.6）U/mL。

（4）临床诊断价值和评价：SAH患者存在着血液的高凝状态，患者的血浆PAI-1活明显升高、活性增加，且与其病情严重程度和脑血管痉挛的严重程度呈正相关，并随着间的推移，浓度水平呈明显上升的趋势。

6. 组织型纤溶酶原激活物活性（tPA：A）

（1）检测方法：发色底物法。

（2）标本：109mmol/L枸橼酸钠抗凝血血浆。

（3）参考范围：0.3～0.61U/mL。

（4）临床诊断价值、方法学评价、问题：

①SAH急性期tPA：A显著降低，并随病程延长而逐渐恢复到生理状态。

②血中增多的tPA，一方面因与过多的纤维蛋白及交联纤维蛋白结合发挥生理作用而被消耗，另一方面血中游离的tPA被升高的PAI：A所抑制并形成复合物，故血中tPA：A下降。

③采血时最好不用止血带，加压后会引起tPA进入血液。标本必须酸化处理，否则受纤溶酶原激活剂抑制物（PAI）的影响较大。

7. 细胞因子

（1）白细胞介素6（IL-6）

①检测方法：放射免疫法（RIA）。

②标本：血清、脑脊液。

③临床诊断价值和评价：SAH组血清及CSF IL-6水平显著高于对照组，表现为出现时间早，升高的程度与出血量多少、病情严重程度有关；CSF的IL-6水平高于血清，且持续时间长，因此检测IL-6水平对疾病的早期预测、出血量和病情演变有一定临床价值。

（2）肿瘤坏死因子α（TNF-α）

①检测方法：RIA法、ELISA法。

②标本：血清、脑脊液。

③临床诊断价值、方法学评价、问题：SAH患者中，TNFα含量随病情变化而变化，Huntt-Hess分级Ⅲ~Ⅴ级患者血浆TNF-α含量在同一时间点均高于Ⅰ~Ⅱ级者，且下降缓慢。TNF的检测方法有^{3}H-TdR掺入法、MTT比色、染料摄入法、EUSA法、乳酸脱氢酶释放法、NAG微量酶反应比色法、生物发光法与比色法等多种。

8. 心钠素（ANP）

（1）检测方法：放射免疫法（RIA）。

（2）标本：取卧位，采空腹肘静脉血2mL，置于含30μL 10%的EDTA-K_2和5μL抑肽酶的抗凝试管中。

（3）参考范围：30~70ng/L（放射免疫法）或（95.2±11.9）pmol/L。

（4）临床诊断价值和评价：自1981年Bold等第一次发现ANP以来，人们认识到人类ANP主要有α、β、γ 3种类型，γ-ANP是体循环中的主要存在形式，由28个氨基酸构成，β-ANP是α-ANP的直接前体。在SAH后早期，血浆ANP浓度增高，是正常的4~7倍，1周后逐渐下降，2周后恢复正常。另外，血浆ANP浓度的异常变化与SAH后的低钠血症（HN）、脑血管痉挛（CVS）及预后关系密切。

（三）应用建议

（1）怀疑SAH时，建议首选的检验组合项目为血常规+脑脊液常规+脑脊液铁蛋白+脑脊液清蛋白/血清清蛋白比值+出凝血常规（PT、APTT、FIB、TT）。

（2）SAH初诊后，建议进一步的检验组合项目为D-D+tPA+PAI-1+NSE+IL-8+IL-6。

（3）其他项目可根据其临床诊断价值和评价合理选取。

第五节　病毒性脑膜炎

一、疾病概述

病毒性脑膜炎是由病毒引起的一种脑膜感染，为最常见的无菌性脑膜炎，具有发热、头痛、脑膜刺激征等急性脑膜感染的临床表现。脑脊液中可见白细胞增多（多数以淋巴细胞为主）、蛋白增加及糖正常，而细菌涂片和培养无病原菌。

全身感染中毒症状、体征和脑膜刺激症状为各类感染性脑膜炎所共有，而脑脊液检查对临床诊断病毒性脑膜炎或与其他类型的脑膜炎相鉴别具有十分重要的意义，确诊需要做脑脊液病原学检查。

临床虽然难于做出病毒性脑膜炎的病因学诊断，但通过详细的病史询问和体格检查有时可以发现一些有用的提示。肠道病毒感染的发病高峰在夏季和早秋，由于肠道病毒在消化道生长，因此主要是通过粪–口传播，常呈家庭暴发，儿童更为多发。带状疱疹脑膜炎一般于出疹后7~10天内起病，但也可能先起病，1周或更长时间内才出疹。流行性腮腺炎病毒感染全年散发，好发于晚冬和春季，腮腺炎一般在脑膜炎症状前3~10天出现，但是腮腺炎也可由其他病毒感染引起，如巨细胞病毒、A组柯萨奇病毒和LCM病毒，而确切的流行性腮腺炎既往史可以排除流行性腮腺炎病毒脑膜炎，因为一次患病可获得终生免疫。LMC病毒的天然宿主为家鼠，患者通过接触感染动物或被鼠大便污染的尘埃而发病，LCM好发于深秋和冬季，发病前常有呼吸道症状。

二、检验项目

（一）常用项目

1.脑脊液常规

（1）压力及外观：病毒性脑膜炎脑脊液压力稍增高，外观清亮或微浊。

（2）细胞计数及分类：淋巴细胞明显增多，一般在（0.1~1.0）×10⁹/L。肠道病毒性脑膜炎早期以中性粒细胞为主，8~48小时后以淋巴细胞为主。流行性腮腺炎病毒性脑膜炎初期以单核细胞为主。

（3）蛋白质定性及定量：定性+~++，定量轻度升高达1.5g/L，少数也可达2.5g/L。

（4）葡萄糖和氯化物：病毒性脑膜炎患者脑脊液葡萄糖和氯化物含量正常。

2. 脑脊液细菌学检查

（1）检测方法：脑脊液接种巧力平板，脑脊液离心取沉渣涂片做革兰染色和抗酸染色镜检。

（2）标本：脑脊液。

（3）参考范围：细菌培养无细菌生长，涂片镜检未找到细菌。

（4）临床诊断价值和评价：病毒性脑膜炎脑脊液细菌学检查为阴性，有助于与细菌性脑膜炎鉴别。

3. 降钙素原（PCT）及C反应蛋白（CRP）检测

（1）检测方法：化学发光分析仪等检测。

（2）标本：血清、脑脊液。

（3）参考范围：见各实验室结果。

（4）临床诊断价值和评价：PCT为无激素活性的降钙素前体，可由细菌毒素和炎性细胞因子诱导产生，当细菌感染并全身炎症时，PCT会异常升高，而病毒感染及非感染性炎症一般不升高，而CRP也具有相似特点，两者联合检测，可以用此早期区分病毒和细菌感染。

4. β2-微球蛋白（β_2-MG）

（1）检测方法：免疫比浊法、化学发光分析仪检测、放射免疫分析等。

（2）标本：血清、脑脊液。

（3）参考范围：0.91～2.2mg/L（免疫比浊法）。

不同的厂家试剂所检测参考值有所不同。

（4）临床诊断价值和评价：病毒性脑膜炎患者血清及脑脊液中β_2-MG在初期即有显著增高，其增高程度与病情严重程度呈正相关，提示与疾病预后密切相关。恢复期血清β_2-MG降至正常，若仍高于正常则可能与免疫损伤有关。血清及脑脊液β_2-MG含量检测对病毒性脑膜炎患者脑损伤程度及临床预后的判断有重要的参考价值，可作为判断病毒性脑炎病情及预后的一项重要指标。β_2-MG为诊断病毒性脑膜炎的非特异指标，在其他中枢神经系统感染如结核性脑膜炎、化脓性脑膜炎等均有β_2-MG的升高。

（二）特殊项目

1. 特异性抗体

（1）检测方法：

①补体结合试验（CFT）。

②中和试验（NT）：在活体或活细胞内检测病毒被特异性抗体中和而失去致病力的试验。诊断病毒性疾病时，须取患者双份血清同时做对比试验，病后血清的中和抗体效价也必须超过病初血清4倍以上，才能确诊。用此法鉴定病毒时，须将病毒分别与免疫血

清及正常血清（对照）混合做对比试验，免疫血清比正常血清多中和50～100倍剂量的病毒，才能断定是该病毒。

③血凝抑制试验（HIT）：某些病毒（流感病毒、副流感病毒、腮腺炎病毒、脑炎病毒等）能凝集红细胞，而抗体与这些病毒结合后却能阻止它们的凝集，若双份血清有≥4倍以上滴度增高，也可用于诊断这类病毒感染。

④酶联免疫吸附试验（ELISA）：特异性IgM出现于病毒感染的早期或病毒感染的活动期，因此可从急性期患者单份血清中检出特异性IgM，这是病毒感染实验室早期诊断的可靠方法，现已广泛用于病毒病的早期诊断。

（2）标本：脑脊液、血清。

（3）临床诊断价值、方法学评价、问题：病毒感染后通常诱发针对病毒一种或多种抗原免疫应答，特异性抗体效价升高或IgM抗体出现有辅助临床诊断的价值。在先天性感染中，IgM检测有特殊意义，因IgM不能通过胎盘，新生儿血清中发现抗病毒IgM提示为宫内感染。由于补体结合抗体产生早，消失快，补体结合试验（CF）适于诊断病毒近期感染；病毒中和抗体的特异性高，持续时间久，以往受显性或隐性感染后，血中可长期存在中和抗体，所以适用于流行病学调查或人群免疫水平研究，但因试验方法繁杂，耗用动物、鸡胚或细胞培养较多，故一般不做常规使用；血凝抑制试验简便、快速、经济、特异性高，常用于流行病学调查等；ELISA具有简单、快速、特异性强的优点，同时具有抗原或抗体均可检测的优点。

2.病毒抗原或抗体

（1）检测方法：免疫荧光（IF）技术，免疫酶法（IEA），放射免疫检测法（RIA），酶联免疫吸附试验（ELISA），电镜法。

（2）标本：脑脊液或脑活检标本。

（3）临床诊断价值、方法学评价、问题：

①检测脑脊液或脑活检标本中的病毒抗原可用于早期诊断病毒性脑膜炎。

②IF技术可快速、特异检测临床标本中病毒抗原，但需荧光显微镜，IEA原理与应用范围同IF技术，但不需荧光显微镜。RIA、ELISA灵敏度和准确性优于IF和IEA，应用较多。电镜法可用于难以分离培养、形态特殊且病毒数量较多的标本。

3.病毒核酸

（1）检测方法：核酸杂交，聚合酶链反应（PCR）。

（2）标本：脑脊液。

（3）临床诊断价值、方法学评价、问题：病毒核酸的检测敏感性、特异性高，可用于早期诊断。核酸分子杂交不但用来检测急性患者标本中的病毒DNA，也用于检测不易分离培养的慢性感染、潜伏感染、整合感染患者标本中的病毒DNA。PCR较核酸杂交敏感、快速，已用于肝炎、AIDS、疱疹病毒感染诊断，尤其适用于不易分离培养及含量极少的病毒标本，有较大应用前景。

4.病毒培养

（1）检测方法：细胞培养、动物试验、鸡胚培养。

（2）标本及分离流程：脑脊液→杀灭杂菌（青、链霉素）→接种易感的动物→出现病状鸡胚→病变或死亡细胞培养→细胞病变→鉴定病毒种型（血清学方法）。

（3）临床诊断价值和评价：脑脊液中培养出病毒可确诊病毒性脑膜炎，但病毒培养费时、费力，要求技术条件高，医院实验室很少开展。

（三）应用建议

（1）病毒性脑膜炎的检验诊断主要是脑脊液的检查。脑脊液常规检查和脑脊液细菌学检查可筛查病毒性脑膜炎，脑脊液病毒抗体、病毒抗原、病毒核酸以及病毒培养等病原学检查可确诊。

（2）诊断病毒性脑膜炎的首选检验项目为脑脊液常规检查+特异性抗体。

（3）确诊需做病原学检查。脑脊液细菌学检查阳性、高PCT和高CRP可排除病毒性脑膜炎。脑脊液病毒抗原、病毒核酸、病毒特异性抗体IgM均可用于早期诊断。病毒培养不能作为早期诊断指标，一般不做该项检查。β_2-MG为诊断病毒性脑膜炎的非特异指标，一般不作为诊断用，可作为判断病毒性脑炎病情及预后的一项重要指标。

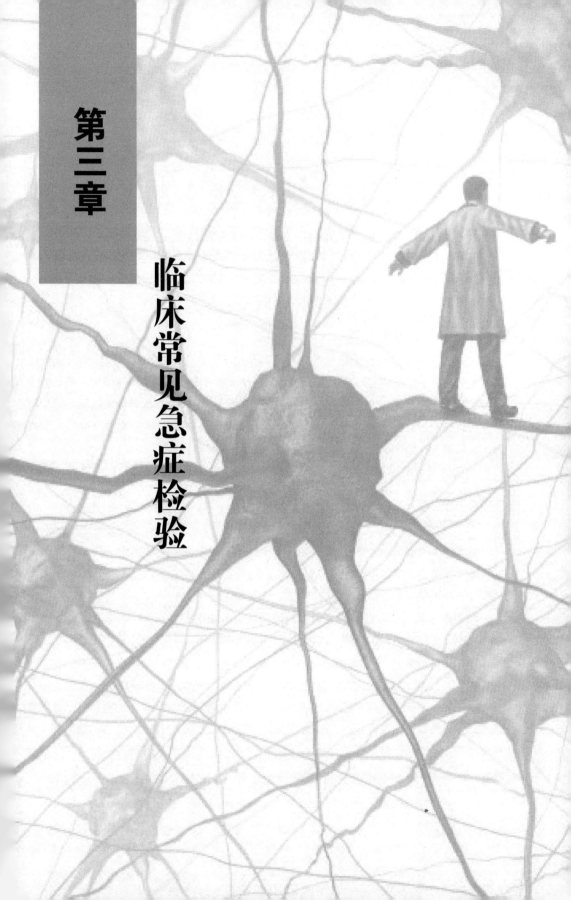

第三章

临床常见急症检验

第一节　发　热

发热是患者主观异常或不适的感觉，是急诊常见的症状，亦是疾病的主要体征之一。

正常人的体温比较恒定，在个体间略有差异，亦可受多种因素影响如时间、季节等，但绝大多数（95%）在36.2～37.4℃（腋下）范围内。通常以腋窝温度>37.4℃，或一昼夜体温波动在2℃以上，称为发热。

一、病因及发病机制

发热是机体在外源性或内源性致热原的作用下，产生的一种调节性体温升高反应，其基本机制是下丘脑体温调节中枢的体温调定点水平升高，致机体产热增加、散热减少。各种病原微生物及其毒素、坏死组织、抗原抗体复合物、炎症、恶性肿瘤或某些化学物质等外源性致热源，通过作用于体内细胞产生内源性致热源（某些肿瘤本身也可产生致热源），间接或直接作用于下丘脑体温调节中枢而发挥致热效应。

少数情况下发热亦可与致热原无关，如中暑、脑出血、下丘脑附近的肿瘤、麻醉药物、广泛皮肤病变、甲状腺危象等引起的发热。

二、临床表现

除发热本身的常见症状寒战、头痛、肌肉酸痛及全身不适外，由于病因不同，发热的特征及伴随症状也各异，临床主要表现如下。

（一）发热的特征

稽留热多见于大叶性肺炎、伤寒、副伤寒、斑疹伤寒、恙虫病的极期；弛张热多见于败血症、重症结核、感染性心内膜炎等；间歇热多见于疟疾、局灶化脓性感染等。

（二）伴随症状

鼻塞、流涕、咳嗽、咽痛多见于上呼吸道感染；胸痛、咯铁锈色痰、呼吸困难常见于大叶性肺炎；腹痛、腹泻、恶心、呕吐多见于急性胃肠道炎症；右上腹痛、黄疸常见于胆道感染；腰痛、尿频、尿急、尿痛多为泌尿系统感染；意识障碍、头痛、抽搐多见于中枢神经系统感染；皮疹常见于急性传染病、变态反应性疾病、血液病等；口角疱疹常见于肺炎、疟疾、流行性脑脊髓膜炎等。

三、检验项目

（一）尿液检查

外观、化学检查、沉渣检查。

（二）粪便检查

外观、显微镜检查。

（三）血液检查

血红蛋白、红细胞计数、白细胞计数及分类计数、嗜酸性粒细胞直接计数、血小板计数、红细胞沉降率、血液寄生虫检查、胆红素。

（四）病原学检查

血液、粪便、尿液、脑脊液培养、脑脊液涂片查细菌。

（五）血清免疫学检查

肥达反应、外斐反应、病毒抗体检测等。

四、检验结果解读

（一）尿液检查

在发热情况下，尿色可深，可出现微量蛋白。当尿离心后显微镜检查每高倍视野出现5个白细胞或有大量白细胞存在时，则为病理现象，常表示泌尿道有化脓性病变，如肾盂肾炎、泌尿道感染等。但发热患者一次尿液检查阴性者，不能除外尿路感染，需反复检查。在某些妇女尿中常可能有阴道分泌物混入，如阴道上皮细胞、白细胞及细菌，故在临床考虑有泌尿道感染存在时，应将外生殖器用肥皂水及清水充分洗涤后，留中段尿标本检查。

如尿糖定性试验呈强阳性，如有酮体时，则提示有糖尿病酸中毒伴继发感染的可能。

尿液沉渣涂片经瑞氏-姬姆萨染色后镜检，可见巨细胞包涵体和多发性骨髓瘤细胞。前者见于巨细胞病毒感染，后者见于多发性骨髓瘤。巨细胞包涵体在显微镜高倍镜下胞浆内包涵体为嗜酸性，呈圆形或卵圆形，较红细胞大，直径为6~11μm，在包涵体周围有一白色圆晕，包涵体常偏在胞浆一侧，核内包涵体为嗜酸性或嗜碱性，核膜与包涵体之间可形成一空白亮区，呈"猫头鹰眼"状。多发性骨髓瘤进展期时约半数患者有骨髓瘤肾病，在尿沉渣涂片中可查到数量不等的骨髓瘤细胞，阳性率达93.3%，骨髓中骨髓瘤细胞比例高者，可间接反映患者的病情。

（二）粪便检查

如粪便为水样，则常见于某些急性肠道疾病，如食物中毒、急性胃肠炎，如肉眼见大量黏液，且脓中带血，需考虑细菌性痢疾，显微镜检查见大量中性粒细胞伴有吞噬细胞，白细胞多于红细胞，且红细胞无聚堆现象。如为果酱色样有腥味的便，则考虑阿米巴痢疾，显微镜检查时红细胞较白细胞多，且常呈聚堆现象，部分有破坏。

（三）脑脊液检查

对可疑有神经系统感染性疾病时，脑脊液检查很重要。直接涂片经不同染色，可见不同细菌，对诊断有重要意义。如流行性脑脊髓膜炎的脑膜炎奈瑟菌，肺炎链球菌脑膜炎、结核性脑膜炎等，均可发现病原菌。

（四）血常规

血红蛋白、红细胞的降低，要考虑发热和血液疾病有关，如溶血性贫血、再生障碍性贫血、急性白血病等。如伴有血小板减少，则血液系统疾病的可能性更大，如急性再生障碍性贫血、急性白血病、恶性组织细胞病等；或其他系统疾病引起了血液系统的继发改变，如出血热肾病综合征、败血症、暴发性流行性脑脊髓膜炎等。

在高热患者实验室检查中，白细胞计数及涂片检查对诊断有非常重要的意义。炎症性疾病中，各种细胞因子和激素成分的变化，其中有些因子可直接增加骨髓中髓细胞的形成，有的可促进白细胞及未成熟的前体自骨髓中释放出来。白细胞增多或减少本身是非特异性的，既可见于细菌性或病毒性感染，代谢性失衡特别是酸中毒，亦可见于白血病等血液系统疾病以及大剂量激素治疗之后，故白细胞计数和分类可估计、推测炎症的活动性及来源，是病毒性抑或细菌性等。

白细胞数的变化，大多为中性粒细胞数的增多或减少，有时为淋巴细胞和嗜酸性粒细胞增多，感染时白细胞数常高达（$15 \sim 25$）$\times 10^9$/L，有时可增至正常的5~6倍。分类中80%为粒细胞，主要为成熟中性粒细胞增多。中性粒细胞增多最常见的原因是全身感染，尤其是球菌（金黄色葡萄球菌）、杆菌（大肠埃希菌、铜绿假单胞菌等）、真菌（组织胞浆菌）、螺旋体（钩端螺旋体）、病毒（流行性出血热）。中性粒细胞减少可出现于许多感染性疾病，其机制是中性粒细胞在外周血液中的生存期缩短，而且某些感染抑制骨髓生成中性粒细胞。例如，许多病毒感染时白细胞减少，如病毒性肝炎、传染性单核细胞增多症、坏死增生性淋巴结病等。伤寒和副伤寒常有细胞减少及中性粒细胞减少，个别患者尚可发生粒细胞缺乏症，败血症均可引起白细胞及中性粒细胞减少，尤其是当骨髓中性粒细胞储备减少或骨髓因毒素作用抑制时更易发生。

嗜酸性粒细胞在正常情况下主要居留于组织中，如呼吸道、胃肠道和泌尿生殖道的上皮细胞与深层组织之间的界面上，寿命可达数周。血中嗜酸细胞数并不能确切反映组织中嗜酸粒细胞的多少，细胞因子IL-5能特异地促进嗜酸粒细胞的发育、分化和成熟。嗜酸粒细胞多呈两个叶，其胞浆内含有特异的嗜酸性阳离子蛋白，决定了细胞的染色。在瑞氏染色中，其胞浆含有橘黄色麦珠样颗粒。嗜酸粒细胞绝对值超过（$0.4 \sim 0.45$）$\times 10^9$/L，超过0.05时称嗜酸粒细胞增多，与过敏、寄生虫、感染等有关。在发热性疾病中嗜酸粒细胞数的变化有一定的意义。在中性粒细胞增多的感染性疾病中，嗜酸粒细胞通常减少或消失，如伤寒，血中嗜酸粒细胞数量的恢复，常预示感染性疾病即将康复；传染性单核细胞增多症在恢复期可出现嗜酸细胞增多反应；疟疾时偶有中度嗜酸粒细胞增多。

某些细菌感染性疾病可有单核细胞增多，如活动性进行性结核病。在结核病时单核细胞增多，曾被认为是结核病预后不良的标志，当结核感染时，单核细胞与淋巴细胞之比对病情的判断有一定作用，正常时两者的比值约≤0.3，在活动性结核病时，单核细胞增多，两者的比值为0.8～1.0或更多，表明病灶活动渗出并预后不良，在结核愈合过程中，单核细胞减少，比值恢复正常。在草绿色链球菌所致的心内膜炎可见单核细胞增多，甚至可高达白细胞总数的1/3，约25%患者的血液中可见组织细胞，巨噬细胞或变形单核细胞，由耳垂采血，第1滴血中易见这类细胞，有助于诊断。单核细胞增多尚可见于败血症、疟疾、伤寒、斑疹伤寒。

白细胞分类中淋巴细胞增加＞0.4，而白细胞总数不增加，称相对淋巴细胞增多，可见于病毒感染。在传染性单核细胞增多症，尚有异型和大型淋巴细胞。

在急性发热，特别是严重感染引起发热时，不仅有白细胞数量的改变，而且可有质量的改变。可出现核左移、类白血病反应、中毒颗粒、异型淋巴细胞及病态造血等。

（五）嗜中性粒细胞碱性磷酸酶阳性率及积分

碱性磷酸酶主要出现于中性粒细胞系统的成熟阶段，故称为中性粒细胞碱性磷酸酶，简称ALP。晚幼粒细胞偶见轻度阳性反应。需计算ALP的阳性率及积分。

在发热疾病中，ALP阳性率及积分增高的疾病有各种细菌性感染、败血症、各种恶性肿瘤、骨髓纤维化、再生障碍性贫血、急性淋巴细胞白血病、浆细胞白血病、多发性骨髓瘤、霍奇金病。ALP阳性率及积分降低者有病毒性感染、淋巴肉瘤、急性非淋巴细胞白血病、恶性组织细胞病。

（六）血液寄生虫检查

某些病原体如疟原虫、微丝蚴、黑热病小体、螺旋体等，均可从血液中直接检出而确定诊断。

（七）红细胞沉降率

发热伴有红细胞沉降率增快者，在感染性疾病中要考虑活动性结核病、感染性心内膜炎等，肿瘤性疾病中有恶性肿瘤、恶性淋巴瘤、多发性骨髓瘤，在血管-结缔组织病中有风湿热等。一般发热时红细胞沉降率常增快，两者都表明体内发生了炎症反应。

但尚需注意，红细胞沉降率是一相对延迟的炎性指标，在急性炎症反应开始1～2天后才升高。炎性反应蛋白尤其是纤维蛋白原的延迟出现，使红细胞沉降率延迟增快，因此对发热患者而红细胞沉降率正常者，应于48小时后复查。

（八）血清胆红素测定

胆红素代谢障碍可引起黄疸，血清总胆红素超过17.1μmol/L可诊断为黄疸；在

17.1～34.2μmol/L时，巩膜和皮肤无黄染，称为隐性黄疸；超过34.2μmol/L时，临床可见巩膜及皮肤发黄称为显性黄疸。根据总胆红素、直接胆红素、间接胆红素升高的具体情况，结合发热特点，考虑肝胆系统疾病、溶血、败血症及严重感染引起的肝功能障碍。

（九）病原学检查

当发热原因不明时，血常规或骨髓象又具有感染的特征，应做血液或骨髓培养，这对伤寒、副伤寒、败血症、波状热、细菌性心内膜炎等疾病的病原诊断具有决定意义。对长期应用抗生素（或抗癌药物）与激素治疗的病例，应注意有真菌感染或其他条件致病菌（如厌氧菌）感染的可能。对疑似泌尿系感染的应做尿液培养；疑似消化道感染的应做粪便培养；疑似神经系感染的应做脑脊液培养，以确定引起发热的致病菌。

（十）血清免疫学检查

肥达反应、外斐反应、病毒抗体检测等对发热的诊断有一定的价值。

第二节　昏　迷

昏迷是多种病因引起的中枢神经系统活动的极度抑制状态，表现为持续性的意识完全丧失。

一、病因及发病机制

多种重症神经系统疾病及其他各系统疾病均可导致昏迷。其病因复杂，有时难以确定，其常见病因如下。

（一）神经系统疾病

神经系统疾病如脑出血、脑梗死、蛛网膜下腔出血、脑外伤、脑肿瘤、脑脓肿、脑炎、重症脑膜炎、脑疝及癫痫连续状态等。

（二）其他系统疾病所致

其他系统疾病如高血压性脑病，肝性脑病，肺性脑病，糖尿病酸中毒脑病，乳酸酸中毒脑病，尿毒症脑病，胰性脑病，感染性脑病，脑膜血病，CO中毒脑病，急性炎症性脱髓鞘性脑病，水、电解质紊乱及酸碱平衡失调等。

（三）各种中毒

中毒如有机磷中毒，巴比妥类药物、地西泮（安定）、乙醇、苯妥英钠、氯丙嗪，各种麻醉药及毒蕈植物中毒等。

（四）物理及虫媒等因素

物理及虫媒等因素如电击、高热中暑、低温昏迷、蛇咬伤、蜂蜇伤及溺水等。

二、临床表现

昏迷即意识完全丧失，缺乏觉醒状态，意识内容以及躯体运动均完全丧失，如认知、思维、记忆、情感、定向及随意动作等意识活动完全丧失。可伴有体温、脉搏、呼吸、血压及瞳孔等生命体征的明显改变，根据意识障碍的不同程度可将昏迷分为：

（一）浅昏迷

患者对周围事物及声、光刺激无反应，但强烈刺激（如疼痛）可有痛苦表情或防御反应，随意运动丧失，吞咽及咳嗽反射存在，角膜反射、瞳孔对光反应及腱反射存在。呼吸、血压及脉搏等无明显改变。

（二）中度昏迷

患者对各种轻微刺激均无反应，强烈疼痛刺激的防御反应、瞳孔对光反射及角膜反射均迟钝，尿、便失禁或潴留。

（三）深昏迷

患者对任何外界刺激（包括剧烈的疼痛刺激）均无反应，瞳孔散大，瞳孔对光反射、腱反射、角膜反射、吞咽反射及咳嗽反射均消失，肌张力降低，可有血压、脉搏、呼吸及体温等生命体征改变。

（四）昏迷特殊类型

1. 去大脑皮质状态

严重、广泛的大脑皮质病变，而皮质下结构未受侵犯。患者表现无意识地睁眼及眼球活动，肌张力增高、上肢屈曲、下肢伸直；病理反射阳性。有吸吮及强握反射，无自发动作及有意识的反应，大小便失禁，存在睡眠-觉醒周期。

2. 无动性缄默症

丘脑及脑干上行网状结构部分损害。患者表现为缄默无语、肢体无自主活动，但有躲避反应，无锥体束征；有睁眼、吞咽等活动，存在睡眠-觉醒周期。

3. 持续性植物状态

损害范围包括皮质、皮质下及脑干。患者的基本生命功能持续存在，有无目的眼球运动，但无任何意识心理活动，四肢瘫痪，无吞咽动作，大小便失禁。

三、检验项目

昏迷病例急诊检验的目的主要在于通过各项检验结果明确昏迷的病因及其严重程度，对于急症抢救具有重要意义。昏迷病例原因不清者，来急诊就诊或入院时即时进行血、尿分析等各项化验检查。

（一）血液检查

红细胞计数、血红蛋白、白细胞计数及分类计数、血小板计数、血糖、乳酸、钾、钠、氯化物、尿素、肌酐、胆红素、丙氨酸转氨酶、血氨、血浆渗透压、血气分析、凝血酶原时间、活化部分凝血活酶时间、凝血酶时间、D-二聚体、纤维蛋白原。

（二）药、毒物检查

巴比妥酸盐、CO、有机磷等。

（三）尿液检查

沉渣检查、化学检查、比重、钠、肌酐。

（四）脑脊液检查

外观、细胞计数、糖、蛋白。

（五）病原学检查

脑脊液涂片查细菌，脑脊液、血液细菌培养。

四、检验结果解读

（一）尿液检查

尿白细胞数增高表明泌尿系统感染，尿蛋白+～++，颗粒管型提示肾炎、尿毒症的可能。尿比重<1.014、尿钠>30mmol/L、尿肌酐/血肌酐比值<10，对急性肾功能衰竭、尿毒症性昏迷的诊断有参考意义。尿糖增高，尿酮体阳性对糖尿病酮中毒有辅助诊断的意义。

（二）血常规

白细胞总数增高、白细胞中性粒细胞增高提示急性细菌感染或继发性感染；血红蛋白过低表明贫血或失血。

（三）血糖测定

血糖急检为不明原因昏迷的必检项目，能迅速明确糖尿病昏迷或低血糖昏迷的诊断。血糖<2.5mmol/L则可引起低血糖脑病。必要时做定期监测，对其严重程度及治疗反应的判断有参考价值，各种严重脑内病变所致应激性血糖改变，多为轻度或中度增高。血糖>33.3mmol/L、白细胞增高者可为糖尿病酮症酸中毒昏迷。

（四）血清电解质测定

对低钾、低钠、高钾、高钠的诊断有重要意义，通过测定值可计算出血浆渗透压（mOsm/L）=2（Na^++K^+）+血糖（mmol/L）+尿素（mmol/L），正常血浆渗透浓度为280～300mOsm/L，超过320mOsm/L则为高渗状态。如钠>145mmol/L，血浆渗透压>350mOsm/L者，为高渗性昏迷。

（五）病原学检查

血液细菌培养及药物敏感试验，宜在抗生素应用之前、患者发热时抽血检查，其结果对严重败血症的诊断及指导抗生素的应用价值较大。体温高者，就诊时即时抽血做细菌培养。

（六）凝血功能检查

血小板计数、凝血酶原时间、活化部分凝血活酶时间、D-二聚体、纤维蛋白原及凝血酶时间检测，对血液病及DIC的诊断具有重要意义。

（七）药、毒物检查

疑为外源性中毒时，须抽血检测巴比妥酸盐、CO、有机磷等。如检测值明显增高，则对外源性中毒具有诊断意义。

（八）血气分析

可了解血液缓冲系统、肺呼吸及肾脏排泄系统等代谢状态。肺性脑病时$PaCO_2$增高，血pH值下降；呼吸性酸中毒合并代谢性酸中毒时，$PaCO_2$增高，SB及BE正常或降低，pH明显下降；合并代谢性碱中毒时，$PaCO_2$升高，SB及BE均明显升高，血清钾降低。血乳酸增高>5mmol/L者，对乳酸酸中毒有诊断价值。

（九）肝脏功能检查

血清总胆红素、丙氨酸转氨酶可直接反应肝细胞功能。正常人空腹静脉血氨为$18 \sim 72 \mu mol/L$，动脉血氨为静脉血氨的0.5~2倍，慢性肝性脑病血氨增高，而急性肝功能衰竭所致脑病，则血氨正常。

（十）肾脏功能检查

血清尿素、肌酐测定可反映肾功能状态，对排除尿毒症性脑病有一定价值。

（十一）脑脊液检查

对昏迷的诊断和鉴别诊断有重要意义。脑脊液初压>1.96kPa（$200mmH_2O$）表明颅压增高，可见于各种颅内出血、炎症、肿瘤、外伤及各种脑病等。外观为血性脑脊液者表明蛛网膜下腔出血、脑室出血、脑挫裂伤、肿瘤出血、脑出血及出血性脑梗死等。脑脊液细胞数增高表明脑膜炎、脑炎等颅内炎症性病变。蛋白增高见于颅内炎症、出血、肿瘤及蛛网膜炎等。脑脊液糖增高见于糖尿病血糖增高时，糖低见于各型细菌性脑膜炎、脑膜癌病等。脑脊液细胞学检查，嗜酸细胞增多有利于寄生虫性脑病的诊断。脑脊液细菌学涂片或培养检查对各型细菌性脑膜炎、结核、隐球菌脑膜炎均有肯定诊断的意义。考虑脑炎、脑膜炎者，就诊时即时检测脑脊液。

第三节　呼吸困难

呼吸困难是呼吸功能不全的一个重要症状。指患者主观上感到呼吸费力或气量不足，客观上表现为呼吸频率、深度与节律的异常，辅助呼吸肌亦参与呼吸活动。严重时可出现鼻翼翕动、端坐呼吸等。目前多认为呼吸困难主要是由于通气的需要量超过呼吸器官的通气能力所致。

一、发病机制

（一）呼吸器官疾病

1. 肺脏疾病

如肺炎、肺结核、肺癌、肺栓塞、肺梗死、硅沉着病（硅肺）及其他尘肺、慢性阻塞性肺气肿、急性呼吸窘迫综合征、肺间质纤维化等。

2. 呼吸道疾病

如喉、气管、大支气管的炎症、水肿、肿瘤或异物所致的狭窄或梗阻等。

3. 胸膜疾病

如自发性气胸、胸腔积液等。

4. 纵隔疾病

如纵隔炎、纵隔气肿及肿瘤等。

5. 胸廓及神经肌肉疾病

如脊髓灰质炎、重症肌无力等。

6. 膈肌运动受限

如高度鼓肠、大量腹水、腹腔内巨大肿瘤等。

（二）心脏病

各种原因所致的重度心功能衰竭。

（三）中毒

如尿毒症、酸中毒、药物中毒等。

（四）血液病

如重度贫血、高铁血红蛋白血症等。

（五）神经精神性因素

如脑炎、脑血管意外、肿瘤、外伤等所致呼吸中枢功能障碍及癔症等。

二、临床表现

（一）按发生特点分为急性、慢性进行性和发作性3种

1. 急性呼吸困难

表现为起病急促，呼吸频率增快，常＞28次/min或伴有呼吸窘迫，可见于急性呼吸窘迫综合征（ARDS）、自发性气胸、肺栓塞、大叶性肺炎、急性间质性肺炎、军团菌肺炎、首次发作的支气管哮喘、急性左心衰竭等。

2. 慢性进行性呼吸困难

表现为起病缓慢，进行性加重，因某些诱因也可突然加重。常见于慢性阻塞性肺疾病、间质性肺疾病、胸腹腔积液、心包腔积液、慢性充血性心力衰竭、原发性肺动脉高压等。

3. 发作性呼吸困难

突然发病，呈阵发性，可通过治疗或自行缓解，常见于支气管哮喘；夜间发作性呼吸困难，常见于心源性肺水肿。

（二）按性质可分为吸气性、呼气性和混合性3类

1. 吸气性呼吸困难

见于上气道的机械性梗阻，如喉部肿瘤、异物、水肿、急性咽后壁脓肿等是显著的吸气困难，严重者在吸气时常伴有胸骨上窝、锁骨上窝、肋间隙明显下陷（三凹征），听诊于上胸部或颈部闻及吸气相哮鸣音。

2. 呼气性呼吸困难

常见于支气管哮喘、急性细支气管炎及慢性阻塞性肺气肿等。表现为呼气缓慢、延长，可伴有呼气相哮鸣音（哨笛音）。

3. 混合性呼吸困难

见于大叶性肺炎、肺纤维化、大面积肺不张、大量胸腔积液和气胸、心源性呼吸困难等。表现为呼气及吸气均感费力，呼吸频率增加。

呼吸困难还可表现为呼吸节律的异常，如潮式呼吸、间歇性呼吸（Biot呼吸）、延髓型呼吸、叹气样或抽泣样呼吸等，多为中枢神经性疾病导致呼吸中枢功能障碍所致。而呼吸深而规则，伴有酮味或尿臭味，称酸中毒大呼吸，常为代谢性酸中毒（尿毒症、糖尿病酮症酸中毒）时，血中酸性代谢产物刺激呼吸中枢所致。因呼吸浅、快（60～100次/min），换气过度引起呼吸性碱中毒，手足搐搦者，多为癔症。

三、检验项目

（一）血液检查

白细胞计数及分类计数、红细胞计数、血红蛋白、嗜酸性粒细胞计数、红细胞沉降率、C-反应蛋白、血糖、肌酸激酶（CKKCK-MB）、乳酸脱氢酶（LD）、天冬氨酸转氨

酶（AST）、尿素、肌酐、血气分析。

（二）尿液检查

化学检查、沉渣检查、比重。

（三）病原学检

查痰涂片培养。

（四）血清学检查

支原体抗体、衣原体抗体、结核杆菌抗体、军团菌抗体、病毒抗体检测。

四、检验结果解读

（一）血常规

白细胞增加，中性粒细胞核左移提示有感染存在。红细胞、血红蛋白增加有助于脱水的判断，二者降低要注意贫血所致的呼吸困难。嗜酸性粒细胞计数有助于支气管哮喘、肺寄生虫病、过敏性肺炎所致呼吸困难的诊断。

（二）血糖升高有助于糖尿病诊断

红细胞沉降率、C-反应蛋白异常见于肺部感染。CK、LD、AST升高常见于急性心肌炎和急性心肌梗死，但后者有CK-MB的升高；肺栓塞时也可有血清酶学变化，但多表现为LD升高、AST正常并伴有胆红素升高，此点可与急性心肌梗死进行鉴别。说明血清酶学检查对心源性和肺源性呼吸困难的鉴别亦有一定帮助。

（三）尿液检查

如尿蛋白阳性，镜检见红细胞、白细胞、管型细胞等，提示肾脏疾病所致呼吸器官损害，同时有血尿素、肌酐明显升高者（肌酐 $>445\mu mol/L$）应考虑尿毒症肺水肿所致的呼吸困难。尿糖、酮体阳性，要注意糖尿病酮症酸精，如伴有血糖明显升高（$16.7\sim33.3mmol/L$）、血酮体升高（$>4.8mmol/L$）则提示糖尿病酮症酸中毒。

（四）动脉血气分析

为自诉有呼吸困难患者进行诊断的重要客观指标，可区分正常、低氧血症、呼吸衰竭。呼吸衰竭即在海平面大气压下，于静息时呼吸室内空气，动脉血氧分压（PaO_2）$<60mmHg$，伴或不伴有 CO_2 分压（$PaCO_2$）$>50mmHg$。呼吸衰竭又可分为两个类型：Ⅰ型呼吸衰竭，仅有缺氧（PaO_2下降），不伴 CO_2 潴留（$PaCO_2$正常），甚至由于缺氧引起代偿性通气过度，大量排出 CO_2（PaO_2低于正常），导致所谓呼吸性碱中毒。Ⅱ型呼吸衰竭既有缺氧，又有 CO_2 潴留。计算氧分压与吸氧浓度的比值（氧合指数，PaO_2/FiO_2）有助于ARDS的诊断。$PaO_2/FiO_2<300mmHg$提示急性肺损伤；$PaO_2/FiO_2<200mmHg$提示ARDS。

（五）痰液检查

痰涂片可初步推测致病菌。经过培养（需氧、厌氧）证实病原菌，根据药物敏感试验决定抗生素的选择甚为重要，痰细菌定量培养对致病菌的确定更有意义。

（六）血清学检查

用微生物快速诊断技术检测病毒、军团菌、支原体、衣原体、结核杆菌抗体，对感染性疾病的鉴别诊断有意义。

第四节　恶心和呕吐

恶心和呕吐是多种疾病的临床急症之一。恶心是呕吐的先兆，是一种紧迫欲吐的感觉，通常伴有咽喉部或上腹部特殊的不适感，此时胃张力和蠕动减弱，十二指肠张力升高；呕吐时胃窦部持续收缩，贲门开放，腹压增高驱使胃内容物被有力地排出体外。呕吐是人体生理保护机制之一，但临床急诊所见的呕吐，多是器质性病变或功能障碍所致。

一、病因及发病机制

（一）消化系统疾病

如消化道各种细菌性、病毒性或寄生虫感染，胃黏膜刺激或炎症、溃疡病、良、恶性肿瘤、贲门狭窄、幽门梗阻、急性胆囊炎、急性胰腺炎、急性阑尾炎、急、慢性肠梗阻、各种肝病等。

（二）循环系统与神经系统疾病

循环系统疾病如急性心肌梗死；神经系统疾病，如脑血管病变、中枢神经感染、偏头痛、脑肿瘤、头部外伤等。

（三）代谢与内分泌疾病

如甲状腺及甲状腺旁腺危象、肾上腺危象、低钠血症、糖尿病酮症酸中毒、妊娠呕吐等。

（四）泌尿系统疾病

如泌尿系感染、泌尿系结石、尿毒症。

（五）其他

如功能性呕吐及急性中毒和药物毒性作用引起的呕吐。

上述各种原因刺激延髓的呕吐中枢和化学感受器促发带产生呕吐。呕吐中枢主宰呕吐的实际动作，它接受来自前庭器官、咽喉部、消化道、腹膜及大脑皮质等发出的冲动，也接受化学感受器促发带传入的冲动，通过一系列协调的神经肌肉活动来完成复杂的呕吐动作。化学感受器促发带本身不能引起呕吐动作。

二、临床表现

（一）呕吐的特点

呕吐见于多种疾病，不同的疾病导致的呕吐可表现出一些特殊规律。妊娠与酒精性胃炎恶心、呕吐多在晨间；神经性呕吐为餐后立即发生；幽门梗阻呕吐常发生于进食后6～12小时，量大。高颅压症呕吐与饮食无关，呈喷射状；低位小肠梗阻的呕吐物带有粪臭味；高位小肠梗阻、胆囊炎呕吐剧烈，呕吐物常含大量胆汁；迷路疾病、晕动病呕吐常伴有耳鸣、眩晕。

（二）伴随症状

消化道系统疾病常伴有腹痛、腹泻、腹部肿块、胃肠型发热、黄疸等；泌尿系统疾病多伴有尿路刺激症状、血尿、水肿等；循环系统疾病及神经系统疾病可伴有心前区疼痛、胸闷、气短、剧烈头痛、眩晕等症状。

三、检验项目

（一）血液检查

血红蛋白、红细胞计数、红细胞比容、白细胞计数及分类计数、胆红素、血清蛋白质、丙氨酸转氨酶、天冬氨酸转氨酶、尿素、肌酐、淀粉酶、脂肪酶、糖、钾、钠、氯化物、血气分析。

（二）尿液检查

沉渣检查、化学检查、妊娠试验、淀粉酶、肌酐。

（三）粪便检查

性状检查、显微镜检查、隐血实验。

（四）进一步确诊需作检验项目

碱性磷酸酶、γ-谷氨酰转肽酶、甲状腺激素、肝炎病毒血清标志物检测。

四、检验结果解读

（一）血常规

白细胞总数及中性粒细胞升高是急性炎症反应，常见于各种急腹症、胃肠道急性细菌感染引起的呕吐，包括急性胰腺炎、肠梗阻、急性胆囊炎、急性阑尾炎、急性胃肠炎等。血红蛋白及红细胞降低提示有贫血表现，应注意有无消化道肿瘤如食管癌、胃癌。由于脱水，血液浓缩，红细胞比容可增高，并与脱水程度成正比。

（二）尿液检查

如发现尿液中红细胞、白细胞增多，甚至可见到各种管型以及尿蛋白增高，均应考虑到各种泌尿系统疾病导致的呕吐，如泌尿系感染、泌尿系结石、急慢性肾炎、尿毒症等。

（三）粪便检查

粪便镜检见到白细胞及红细胞提示各种急慢性肠道炎症，尤其对于同时有腹泻症状者，应考虑到急性胃肠炎、炎症性肠病。便隐血阳性可能为溃疡病出血或胃癌、结肠癌。

（四）肾脏功能检查

剧烈或持续时间较长的呕吐或同时伴有腹泻者更易导致脱水、血容量不足而发生肾前性氮质血症，此时尿素和肌酐可升高。脱水纠正后则应恢复正常。但如经治疗后尿素及血肌酐仍持续升高，需注意有急/慢性肾功能衰竭、尿毒症存在。可进一步做内生肌酐清除率检查，清除率下降则提示肾功能衰竭。

（五）电解质及血气分析

可反应呕吐所致电解质及酸碱失衡状态、脱水程度并对治疗有着重要指导意义。严重呕吐时由于大量富含钠、钾离子和气离子的消化液丢失，可导致血钾、钠、氯降低，血气分析表现为代谢性碱中毒；重症腹腔感染或糖尿病、尿毒症患者表现为代谢性酸中毒。

（六）肝脏功能检查

血清胆红素升高，血清蛋白降低，尤其清蛋白降低，丙氨酸转氨酶、天冬氨酸转氨酶升高，碱性磷酸酶及γ-谷氨酰转肽酶升高见于各种病毒性、药物性、酒精性、自身免疫性以及血管病变等引起的急慢性肝炎、肝硬化、肝胆系统肿痛以及胆管梗阻等疾病。

（七）淀粉酶及脂肪酶测定

血、尿淀粉酶及脂肪酶升高对急性胰腺炎所致呕吐，具有特异性诊断价值。

（八）空腹血糖升高

尿糖及酮体阳性，说明为糖尿病酮症导致呕吐。

（九）尿妊娠试验

尿妊娠试验阳性可明确为妊娠呕吐。

（十）肝炎病毒血清免疫学标志物检测

甲、乙、丙、丁、戊、庚各种病毒性肝炎抗原抗体检测如为阳性，同时有血清胆红素或血清转氨酶升高，可明确诊断为病毒性肝炎，并可为肝炎分类提供依据。

（十一）甲状腺激素水平升高（T_3、T_4、rT_3）

提示为甲状腺功能亢进。

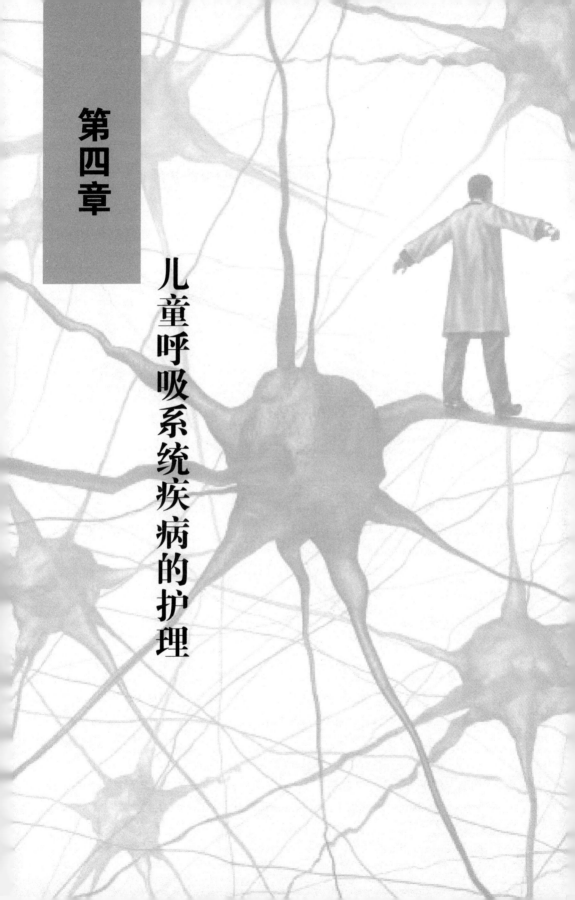

第四章

儿童呼吸系统疾病的护理

第一节　小儿支气管肺炎的护理

一、定义

支气管肺炎是小儿时期最常见的肺炎类型，以2岁以内小儿多发。又称小叶性肺炎，多发生于冬、春寒冷季节及气候骤变时，有些华南地区在夏季反而多发。

二、病因及发病机制

（一）病因

常见病原体为病毒和细菌。发展中国家以细菌为主，发达国家以病毒为主。凡引起上呼吸道感染的病毒均可导致肺炎，如腺病毒、流感病毒、副流感病毒、合胞病毒等。细菌感染以肺炎链球菌多见，此外还有支原体、衣原体、真菌和原虫等。病原体多由呼吸道入侵，也可经血行入肺。

（二）发病机制

当病原体入侵支气管、细支气管和肺泡引起炎症时，支气管黏膜水肿，管腔狭窄甚至阻塞，肺泡壁充血水肿而增厚，肺泡内充满炎性渗出物，造成换气和通气功能障碍。通气不足引起低氧血症（PaO_2降低）和高碳酸血症（$PaCO_2$增高）；换气障碍则主要引起低氧血症，PaO_2和SaO_2均降低。为增加通气和呼吸深度，出现代偿性的呼吸和心搏增快、鼻翼煽动和三凹征。重症可导致循环系统、消化系统、神经系统的一系列并发症及水、电解质和酸碱平衡紊乱。

三、临床表现

（一）一般症状

起病急骤或迟缓，多数发病前先有轻度上呼吸道感染。轻者先有流涕、轻咳、低热、纳差，1～3天后突然高热，体温38～39℃，咳嗽加剧、气促而发病；也有突然发热、咳嗽、气急、烦躁而发病者。弱小婴儿起病迟缓，发热不高，咳嗽和肺部体征均不明显，常见拒食、呛奶、呕吐或呼吸困难。

（二）呼吸系统症状和体征

初期为刺激性干咳，激期喘重而咳嗽反稍减轻，恢复期变为湿性咳嗽伴喉中痰鸣。呼吸增快，每分钟可达40次以上，伴鼻翼翕动，甚至三凹征。肺部听诊：早期胸部体征常不明显，或仅有呼吸音变粗或稍减低，进而病灶扩大可有叩浊音，两肺可闻及细小水泡音，尤以两肺底深吸气时为著；恢复期出现粗大的湿啰音。

四、辅助检查

（一）病原学检查

取鼻咽拭子或气管分泌物标本做病毒或肺炎支原体的分离鉴定、冷凝集试验，双份血清抗体的测定和检测血清中特异性抗体等均有助于病原学诊断。取气管内吸出物、胸腔积液、脓液和血液做细菌培养。用免疫学方法进行细菌特异性抗原、抗体检测。

（二）血常规

细菌性肺炎的白细胞计数和中性粒细胞比例多增高，甚至可见核左移，细胞质中可见中毒颗粒。病毒性肺炎白细胞计数正常或降低。

（三）X线胸片

早期见肺纹理增粗，以后出现小点、斑片状阴影，亦可融合成大片。以双肺下野、中内带及心膈区居多，可伴肺不张或肺气肿。

五、治疗

治疗原则为采取综合措施，积极控制感染，改善肺通气功能，防止并发症。

六、观察要点

注意观察有无呼吸急促、鼻翼翕动、面色或口周发绀、甚至出现三凹征等呼吸困难症状，遵医嘱给予氧气吸入，病情恶化时拍背和给予呼吸机辅助呼吸。

七、护理要点

（一）常规护理

（）保持病室清洁、空气新鲜和流通。保持室内温度18～22℃，相对湿度以60%左右为宜。

（2）体温升高者采用物理降温或遵医嘱给予药物降温，有高热惊厥史者应及早降温，同时使用镇静药。

（3）给予营养丰富、易消化的流质或半流质饮食，鼓励患儿多饮水。

（4）保持呼吸道通畅，及时清除痰液。缺氧时给予低流量氧气吸入，痰液黏稠者可雾化吸入以稀释痰液。

（5）尽量保持患儿安静休息，调整适当卧位以利于患儿休息。

（6）遵医嘱给药，严格掌握药物使用时的剂量、时间、浓度。严格控制输液速度及液量。

（7）加强口腔、皮肤护理，预防并发症。

（8）密切观察病情变化，定时监测生命体征，记录24小时出入液量，准备急救物品及药物。

（二）专科护理

（1）痰多不易咳出时要指导患儿进行有效咳嗽，且更换体位，协助翻身、拍背。遵医嘱给予超声雾化吸入，稀释痰液或使用止咳祛痰药。必要时用吸痰器吸出痰液。

（2）合并心力衰竭的患儿需监测生命体征和尿量，注意用药及时、准确并观察用药后的反应。应用洋地黄药物注意观察用药前后心率的变化，避免使用钙剂。用利尿药时记录24小时出入液量，观察有无低钾血症的发生。注意监测心率、呼吸、血氧饱和度、血压的变化，做好抢救准备。

（三）健康指导

（1）指导家长参加患儿的生活护理，向家长示范给患儿更换体位及拍背的方法。

（2）指导家长协助病情观察，发现异常及时与医护人员联系。

（3）告知家长预防肺炎的有关措施，包括以下5个方面：①合理喂养；②多进行户外活动，加强体质锻炼；③注意保暖，避免受寒；④避免与呼吸道感染者接触；⑤积极预防佝偻病、贫血、先天性心脏病、营养不良等疾病。

第二节　急性支气管炎的护理

一、定义

急性支气管炎是一种由病毒、细菌或支原体引起的急性气管、支气管的感染性疾病。是支气管黏膜的炎症，大多继发于上呼吸道感染，或为某些传染病的早期表现之一。

二、病因

病原体为病毒或细菌，或为混合感染。凡可引起上呼吸道感染的病原体都可引起支气管炎。在病毒感染基础上，致病性细菌可引起继发性细菌感染。营养不良、维生素D缺乏病、变态反应、鼻炎、鼻窦炎等都是本病诱发因素。

三、临床表现

以咳嗽为主，初为干咳，逐渐有痰，一般无发热。婴幼儿的全身症状较重，多有发热，也可有呕吐、腹泻等。肺部可闻及干啰音或不固定的粗、中湿啰音，无明显呼吸困难。

四、辅助检查

（一）实验室检查

病毒感染者血常规示白细胞计数正常或偏低，淋巴细胞相对增多，C反应蛋白正常。病毒分离及血清学检查可明确病原体。细菌感染者血白细胞可增高，中性粒细胞增高，血C反应蛋白升高，痰细菌培养可发现致病菌。

（二）特殊检查

X线检查可正常或有肺纹理增强或粗乱或肺门阴影增深。喘息性支气管炎的胸部X线片可见不同程度的梗阻性肺气肿，1/3患儿有散在的小实变影，但无大片实变阴影。

五、治疗

加强护理，控制感染，对症治疗，保持呼吸道通畅，防治并发症。

六、观察要点

密切观察体温变化，定时测量体温，每2～4小时1次，必要时随时测量，观察退热效果。

七、护理要点

（一）常规护理

（1）保持病室空气新鲜，室温18～22℃，相对湿度55%～65%，定时开窗通风，以减少炎症对支气管黏膜不良反应的刺激，有利于排痰。

（2）患儿取半卧位或舒适的体位，指导家长经常为患儿更换体位、轻拍背部；指导并鼓励患儿有效咳嗽，有利于痰液排出。

（3）给予雾化吸入，以湿化气管，稀释痰液。雾化后协助排痰，必要时用吸引器及时清除痰液，保持呼吸道通畅。

（4）遵医嘱给予抗生素、化痰止咳、平喘药，注意观察用药后的反应。

（5）喘息性支气管炎患儿，主要观察有无缺氧症状，必要时给予氧气吸入。或遵医嘱在雾化液中加平喘药物，如爱喘乐，定时做雾化吸入，减轻喘息症状。

（二）维持正常体温

（1）体温超过38.5℃时给予物理降温如冷敷、冰敷、温水浴等；或遵医嘱给予药物降温，防止惊厥的发生。

（2）观察退热效果，及时更换汗湿衣服，避免受凉，并注意保暖。

（3）给予高热量、高蛋白、丰富维生素、易消化饮食。注意多饮水。

（4）保持口腔清洁，增进食欲。婴幼儿可在进食后喂适量温开水；年长儿应在晨后、餐后、睡前漱洗口腔，以清洁口腔。

（三）健康指导

（1）向患儿家长讲解疾病的病因、临床特点、治疗和护理知识。

（2）指导患儿家长适当开展户外活动和体格锻炼，增强抵抗力。

（3）指导患儿家长根据天气变化增减衣物，避免受凉或过热。

（4）避免到人多的公共场所，防止交叉感染。

（5）教育小儿养成良好的卫生习惯。

（6）加强营养，积极防治贫血、营养不良、维生素D缺乏病，按时预防接种。

第三节　支气管哮喘的护理

一、定义

支气管哮喘简称哮喘，是一种常见病、多发病，对人类健康构成很大威胁。支气管哮喘的最新定义是气管以肥大细胞反应嗜酸粒细胞浸润为主的气管慢性炎症性疾病。炎症反应导致气管反应性增高，引起不同程度的、广泛的、可逆性气管通气障碍的临床症状。临床特征为突发的反复发作的呼气性呼吸困难伴喘鸣、胸闷或咳嗽。

二、病因及发病机制

（一）病因

（1）特应性体质、遗传因素、环境和免疫诸因素与疾病有关。国外报道其发病机制可以发生在胎儿出生前，研究小儿最早的致敏时间对于预防其发展成过敏疾病至关重要。婴儿出生后即有过敏反应，说明致敏过程在胎儿期即开始。

（2）吸入性的变应原有花粉类、虫螨、室内尘土、霉菌、蟑螂、动物皮毛，还有其他如羽毛、棉花、纤维等。

（3）呼吸道感染：

①病毒感染：病毒感染是诱发哮喘的最常见的呼吸道因素。儿童以鼻病毒、副流感病毒和呼吸道合胞病毒为多，婴幼儿以呼吸道合胞病毒常见。

②肺炎支原体感染。

③肺炎衣原体感染。

④细菌感染。

（4）日常生活中刺激性或有害气体。如被动吸烟、家庭装修挥发性气体、化妆品等。

（5）空气污染。已有很多研究证实空气污染物（PM）可以导致成人哮喘患者肺功能下降，患者炎症增强；空气污染物浓度与哮喘住院率相关，NO_2、O_3、PM10以及PM2.5每增加$10\mu g/m^3$，住院率与其风险比分别为1.028、1.034、1.019、1.021。空气污染可以加剧成人哮喘，这种影响一般表现为加剧已有哮喘而非诱发新的哮喘。

PM也可引起健康成年人肺功能下降。对儿童的研究发现越沿街居住的儿童哮喘患病率越高，进一步的研究还发现儿童喘鸣的报告率与二氧化硫浓度的增加呈正相关。

（6）某些药物和食物因素。如阿司匹林可致哮喘发作，但在儿童中少见。

（7）运动情绪。运动是哮喘最常见的促发因素，运动和过度情绪激动引起过度换气，诱发哮喘发作。

（8）其他因素。鼻炎、鼻窦炎、鼻息肉、胃食管反流等因素与哮喘有关。

（二）发病机制

哮喘发病机制复杂，不同类型的哮喘发病机制不同，由多种机制引起的一种共同反应，也可交互重叠。气管慢性炎症学说被广泛接受，是哮喘存在的基础，而气道高反应性是哮喘的特征，气管炎症的产生有IgE介导的T淋巴细胞依赖途径和非IgE介导的T淋巴细胞依赖途径两大途径。

哮喘急性发作多为气管平滑肌痉挛引起，而特异性发作多为气管黏膜肿胀、渗出、黏液分泌引起。

三、临床表现

（1）反复发作性喘息、咳嗽、胸闷和呼吸困难，多与接触变应原、病毒感染、运动或进食某些特异食物有关。

（2）发作时呼吸频率增快、呼气期延长，双肺可闻及弥漫性哮鸣音。

患儿哮喘发作易发生于夜间。哮喘的症状及体征包括咳嗽（早期干咳）、喘鸣、呼吸急促、具有呼气延长的呼吸困难、三凹征、发绀、肺部过度膨胀、心动过速及奇脉。有的患儿只有咳嗽而无喘鸣，或只有喘鸣而无咳嗽，呼吸急促亦可能不伴喘鸣。

在患儿极度呼吸困难时，一般常见的哮喘症状，如喘息、喘鸣可能全然不出现，用支气管扩张剂缓解气道梗阻之后才出现喘鸣。

四、辅助检查

（一）实验室检查

外周血、痰液和鼻分泌物中嗜酸粒细胞增多，血清IgE升高。变态反应的过敏源测试，可用变应原做皮肤点刺试验，或检测血清特异性IgE，或进行血清Phadiatop过筛试验。重症者进行血气分析。

（二）特殊检查

（1）X线胸片。多数在发作期呈单纯性过度充气及伴血管影增加，缓解期多正常。

（2）肺功能测定。换气流率和潮气量降低，残气容量增加。每日检测峰流速值（PEF）及其一日的变异率是判断亚临床型哮喘的良好指标。

24小时PEF的变异率＝（PEF最高值–PEF最低值）/（PEF最高值+PEF最低值）×0.5×100%。

（3）皮肤试验。在识别潜在的主要环境变应原方面，变应性皮肤试验是有用的。在儿科以皮肤挑刺试验最为适用。

五、治疗

抗变态反应性炎症治疗应越早越好，要坚持长期、持续、规范、个体化治疗原则。发作期快速缓解症状，给予抗炎、平喘治疗；缓解期防止症状加重或反复，给予抗炎、降低气道高反应性、防止气管重塑、避免触发因素、做好自我管理。

六、观察要点

密切注意患儿的意识神志、呼吸、全身衰竭情况，经治疗仍不缓解时可考虑气管切开和机械通气。

七、护理要点

（一）常规护理

（1）保持病室空气清新，温湿度适宜。

（2）保持患儿安静，给予舒适的体位，卧床休息。

（3）给予清淡饮食，提供患儿喜爱的饮料，增加饮水量，防止脱水。

（4）给予氧气吸入，注意将氧加温和湿化，避免引起支气管干燥和痉挛。

（5）遵医嘱给予雾化吸入，鼓励患儿做有效咳嗽，协助翻身拍背，将痰液排除，必要时准备吸痰。

（6）遵医嘱输入药物及静脉补液，记录24小时出入液量。

（7）密切观察病情变化，记录哮喘发作的时间，注意发现诱因和避免接触过敏原，随时准备抢救危急状态。

（二）专科护理

（1）哮喘发作时密切观察病情变化，给患儿以半卧位或坐位，背后给予衬垫，使患儿舒适。正确使用定量气雾剂或静脉输入平喘药物。记录发作及持续时间。

（2）哮喘持续状态应及时给予氧气吸入，监测生命体征，及时准确给药。并备好气管插管及呼吸机，随时准备抢救。

（3）并发症的预防和护理。

①保持室内空气清新，光线柔和。

②保证患儿休息，协助患儿的生活护理。

③持续心电监护。

④哮喘持续状态的护理：其一，给予面罩给氧，氧浓度40%，保持氧分压70～90mmHg。其二，保证液体入量，纠正酸碱平衡紊乱。其三，静脉给予肾上腺皮质激素、氨茶碱、α–受体激动剂，解除支气管平滑肌痉挛。其四，患儿烦躁不安时给予镇静药如地西泮、水合氯醛灌肠等，但注意防止呼吸抑制。

（三）健康指导

（1）讲解哮喘的常见诱发因素、临床特点和治疗方案。

（2）哮喘发作的患儿会出现焦虑不安，责任护士应陪伴在患儿身边，安慰患儿，给予心理支持，以减轻精神紧张。

（3）解除患儿家长对激素治疗不良反应的顾虑。

（4）指导患儿家长随身备用平喘吸入剂以备急需，指导吸药技术。

（5）保持患儿舒适的体位，保证充分休息，以减轻患儿体力消耗。

（6）保持病室环境清洁、安静、安全、舒适，减少不良刺激。

第四节　急性上呼吸道感染的护理

一、定义

急性上呼吸道感染（AURI）简称上感，俗称"感冒"，发病率占儿科疾病的首位。病原体主要侵犯鼻、咽、扁桃体及喉部而引起炎症。其炎症局限于某一组织则按该部炎症命名，如急性鼻炎、急性咽炎、急性扁桃体炎、急性喉炎等。多由病毒引起，少数由细菌所致，传染性强。病原入侵上呼吸道后，引起局部黏膜充血、水肿等卡他症状。因病毒种类多，感染后产生免疫力弱，且无交叉免疫，故可多次发病。幼儿每人每年可发病3～5次。本病全年皆可发病，冬春季节多发，主要通过飞沫传播，一般为散发，但常在气候突变时流行。

二、病因及发病机制

急性上呼吸道感染有70%～80%由病毒引起。主要有流感病毒（甲、乙、丙型）、副流感病毒、呼吸道合胞病毒、腺病毒、鼻病毒、埃可病毒、柯萨奇病毒、麻疹病毒、风疹病毒。细菌感染可直接或继病毒感染之后发生，以溶血性链球菌多见，其次为流感嗜血杆菌、肺炎球菌和葡萄球菌等，偶见革兰阴性杆菌。其感染主要表现为鼻炎、咽喉炎或扁桃体炎。

当有受凉、淋雨、过度疲劳等诱发因素，使全身或呼吸道局部防御功能降低时，原已存在于上呼吸道或从外界侵入的病毒或细菌可迅速繁殖，引起发病，尤其是老幼体弱或有慢性呼吸道疾病如鼻旁窦炎、扁桃体炎者，更易患病。鼻腔及咽黏膜充血、水肿，上皮细胞破坏，少量单核细胞浸润，有浆液性及黏液性炎性渗出。继发细菌感染后，有中性粒细胞浸润，产生大量脓性分泌物。

三、临床表现

（1）一般起病急，发热，鼻塞，流涕，喷嚏，咽部不适，咳嗽。小婴儿起病时可有高热、惊厥、呕吐、腹泻。年长儿诉头痛、咽痛、腹痛。体检可见鼻咽部或扁桃体充血，甚至扁桃体上有脓性渗出物。

（2）疱疹性咽炎由A组柯萨奇病毒引起，夏秋季在局部地区流行。突出表现为咽峡及附近有小疱疹，破溃后形成溃疡。病程1周左右。

（3）咽结合膜热由腺病毒引起，流行于夏季局部地区。除咽炎外，以眼滤泡性结膜炎明显。病程1～2周。

四、辅助检查

（一）血常规

病毒感染者白细胞计数多正常或稍低，分类计数淋巴细胞相对增高。细菌感染者白细胞总数与中性粒细胞可升高，并有核左移。

（二）血清学检查

取急性期与恢复期血清做补体结合试验、中和试验和血凝抑制试验，如双份血清抗体效价升高4倍或4倍以上则有助于诊断。

（三）病原学检查

以咽漱液、鼻洗液等标本接种于鸡胚羊膜腔，分离病毒，可获阳性。细菌感染者应做咽拭子细菌培养和药物敏感试验。

五、治疗

注意呼吸道隔离，加强护理，对症治疗，防治并发症。

六、观察要点

密切观察病情变化，警惕高热抽搐的发生。在护理患儿时应经常检查口腔黏膜及皮肤有无皮疹，注意咳嗽的性质及神经系统症状等，以便早期发现麻疹、猩红热、百日咳及流行性脑脊髓膜炎等急性传染病。在疑有咽后壁脓肿时，应及时报告医师，同时要注意防止脓肿破溃后脓液流入气管引起窒息。

七、护理要点

（一）提高患儿的舒适度

（1）各种治疗护理操作尽量集中完成，保证患儿有足够的休息时间。

（2）及时清除鼻腔及咽喉部分泌物，保证呼吸道通畅。要注意通风，保持室内空气清新，提高病室相对湿度，使其维持在60%左右，可改善血液循环，对减轻呼吸道症状有明显效果。

（3）鼻塞的护理。鼻塞严重时应先清除鼻腔分泌物，然后用0.5%麻黄碱液滴鼻，每日2～3次，每次1～2gtt，对因鼻塞而妨碍吸吮的婴儿，宜在哺乳前15分钟滴鼻，使鼻腔通畅，保证吸吮。

（4）咽部护理。注意观察咽部充血、水肿、化脓情况，及时发现病情变化。咽部不适时可给予润喉含片或雾化吸入。

（二）高热的护理

密切监测体温变化，体温38.5℃以上时应对症治疗，采用正确、合理的降温措施，如头部冷湿敷、枕冰袋，在颈部、腋下及腹股沟处放置冰袋，或用乙醇擦浴，冷生理盐水灌肠。也可以用25%安乃近溶液滴鼻或口服退热药。注意保证患儿摄入充足的水分，及时更换汗湿衣服，保持口腔及皮肤清洁。

（三）保证充足的营养和水分

鼓励患儿多喝水，给予易消化、高营养饮食，宜少食多餐并经常变换食物种类，必要时静脉补充营养和水分。

（四）健康教育

指导家长掌握上呼吸道感染的预防知识，懂得相应的应对技巧；在集体儿童机构中，应早期隔离患儿，如有流行趋势，可用食醋熏蒸法消毒居室；对反复发生上呼吸道感染的患儿应注意加强体育锻炼，多进行户外活动；穿衣要适当，以逐渐适应气温的变化，避免过热或过冷；另外要积极防治各种慢性病，如佝偻病、营养不良及贫血。

参考文献

[1] 郑铁生，鄢盛恺.临床生物化学检验[M]3版.北京：中国医药科技出版社，2015.

[2] 郑文芝，徐群芳，秦洁.临床检验基础[M].武汉：华中科技大学出版社，2016.

[3] 冷雪娇.医学检验与临床应用[M].西安：西安交通大学出版社，2014.

[4] 田玉峰，孟玮，钟天鹰，等.临床医科检验学[M].广州：世界图书出版广东有限公司，2012.

[5]张秀明，黄宪章，曾方银，等.临床生化检验诊断学[M].北京：人民卫生出版社，2012.

[6] 阿赛古丽，张纯.检验医学与临床应用[M].兰州：兰州大学出版社，2014.

[7] 侯振江，郭桂平.生物化学检验技术[M].北京：人民军医出版社，2014.

[8] 于建华.实用临床基础检验[M].西安：西安交通大学出版社，2014.

[9] 李小龙，张旭.神经系统疾病的检验诊断[M].北京：人民卫生出版社，2016.

[10]杨海新，郝伟伟，赵素婷.神经内科实用护理[M].北京：军事医学科学出版社，2015.

[11]郎黎薇.神经外科临床护理实践[M].上海：复旦大学出版社，2013.

[12]黄叶莉，刘岩，钱阳明.神经系统疾病护理指南[M].北京：人民军医出版社，2015.